Intrigante prostate

Du même auteur

Ce que le sida a changé, Héliotrope, 2011)

Ça ne tourne pas rond (collectif), Héliotrope, 2024

Dr Jean-Pierre Routy

Intrigante prostate

Un médecin face à son cancer

Flammarion Québec

Couverture
Illustration : Kozlik / Shutterstock
Conception graphique : Ann-Sophie Caouette

Intérieur
Mise en pages : Michel Fleury
Révision : Magali Bourquin
Correction : Julie Robert

ISBN : 978-2-89811-255-3
ISBN (PDF) : 978-2-89811-256-0
ISBN (EPUB) : 978-2-89811-257-77

Dépôt légal : 3e trimestre 2024

Imprimé au Québec
flammarionquebec.com

À Gilda, Bertrand, Mathilde et Grégoire
pour leur indéfectible soutien,
ainsi qu'à Karine, Hugo et Catherine
pour avoir permis ce travail d'écriture

À Karl Tremblay,
la voix des Cowboys Fringants (1976-2023)

La vie m'a appris qu'il y a deux choses dont on peut très bien se passer : la présidence de la République et la prostate.

Georges Clemenceau

Mon corps me lâche

Je viens de me diagnostiquer un cancer de la prostate. J'ai soixante-cinq ans et ma vie bascule. Moi qui suis médecin, spécialiste en hématologie-oncologie et dont le métier consiste à traiter les personnes atteintes de cancer, me voilà atteint par ce mal. L'arroseur arrosé. Je pense tout de suite qu'il s'agit peut-être d'une erreur, de l'interprétation trop rapide d'une prise de sang que je m'étais imposée afin d'être un modèle pour mes patients, de me rassurer et de confirmer que tout allait bien. Mais rapidement, je comprends que pour la première fois de ma vie, je ne joue plus. Je vois arriver une énorme vague qui risque de me submerger. À cet instant, je deviens *patient* au sens étymologique du terme, c'est-à-dire *celui qui souffre*. Je n'ai qu'un seul symptôme : l'idée saugrenue de m'être soumis à un test de dépistage.

Après avoir accepté que le diagnostic n'est pas une erreur, que c'est bien de moi qu'il s'agit, une question m'assaille : quelle est l'étendue du mal ? La tumeur se limite-t-elle à la prostate ou des métastases sont-elles déjà présentes, ce qui serait bien plus grave ?

Si j'ai souvent annoncé à des personnes un diagnostic de cancer, prescrit des chimiothérapies et accompagné les vieux combattants vers les soins palliatifs, suis-je pour autant mieux préparé à faire face à la maladie ?

Cette longue pratique devrait avoir été formatrice. Mais maintenant que le malade, c'est moi, comment vais-je me comporter ? En tant que médecin spécialiste, j'ai acquis, en principe, une certaine distance avec les patients et leur cancer, et je suis protégé par le rempart de la blouse blanche. Mais à partir de maintenant, les beaux discours changent et je me demande si mes connaissances vont tenir la route face aux émotions qui me submergent. Je passe donc de médecin à patient. Au lieu d'offrir des soins comme je le fais depuis des années, je vais devoir d'une certaine façon lâcher prise pour, à mon tour, devenir celui qui reçoit, et perdre le contrôle. Comment traverser ce moment de rupture, faire face au cancer dans cette vie qui me semblait toute tracée ?

Au-delà de cette question, deux évidences m'envahissent. Je n'ai aucun symptôme, mais je sais que je veux vivre cette mésaventure comme une *personne ayant un cancer,* et non comme un « cancéreux » dont la vie se résumerait à son mal. Je sais aussi que les mots que j'utiliserai pour annoncer, expliquer et vivre mon mal seront des cailloux blancs qui baliseront le nouveau chemin de ma vie.

C'est l'atteinte de la prostate, cet organe masculin solitaire et sans grand rôle, qui vient me faire écrire une page inattendue de ma vie. Je ne connaissais pas très bien ce mal. Les hommes de ma famille souffraient plutôt de maladies cardiovasculaires. Mon grand-père, à soixante et un ans, puis mon père, à soixante-douze ans, ont eu un infarctus ; je me suis préparé mentalement à cette condition. Pour m'en prémunir, ou plutôt pour en retarder l'échéance, je prends religieusement un médicament contre le cholestérol et un autre contre l'hypertension artérielle qu'un médecin interniste m'avait prescrits. Certes, on ne choisit pas sa famille, ni d'avoir un cancer, ni même l'organe qui va en être la cible. Toutefois, ce dernier teintera d'une coloration toute particulière la réponse qu'on donnera à la maladie.

Un être humain sur deux étant une femme, je me dis qu'une bonne partie de la population ne connaît pas ou n'imagine pas ce que représente ce voyage à travers le cancer de la prostate. Les conséquences liées à l'ablation de cet organe ne sont pas dues à la perte de sa fonction, mais plutôt à sa localisation anatomique. En effet, il se situe à un carrefour stratégique, à cheval sur le monde urinaire et celui de la reproduction. Ce cancer et les séquelles de son traitement sont entourés d'une grande chape de plomb, qui touche aussi bien les hommes que leur partenaire.

Ce qui en fait la particularité, c'est que les séquelles du traitement chirurgical sont plus importantes que le risque de laisser se développer la tumeur, qui ne pousse d'ailleurs que très lentement. En somme, le cancer de la prostate est un peu le cancre des cancers, un peu comme Pluton qui vient de perdre son rang de planète au sein de notre système solaire. On pourrait presque considérer que le cancer de la prostate est si lent à évoluer qu'il pourrait en perdre son titre, n'être qu'oxymore. Cette figure de style, qui consiste à rapprocher deux termes de sens opposé, lui irait comme un gant : méchant par son nom, gentil par son évolution ! Le côté dramatique du cancer et le côté tranquille de la prostate, comme un grand-père au bord de la route qui regarderait passer les voitures pour se distraire. La preuve qu'il est considéré comme un mauvais élève, son hôte peut souvent, en l'absence de traitement, mourir d'autre chose avant que le cancer fasse parler de lui.

Face à ce profil singulier, il faut donc faire plus ample connaissance avec ce mal et avec celui qui le porte. Mais d'abord, afin de bien comprendre tous les enjeux qui seront les miens, je dois me présenter.

Ce qui a fait ce que je suis

Enfant curieux, lors d'un séjour en Bretagne, j'avais trouvé un trésor : un silex et une améthyste. Je ne savais pas encore que ces deux petites pierres marqueraient le début d'une collection qui deviendrait une passion. Mes parents m'avaient acheté des livres illustrés sur les pierres que je dévorais. Lors des grandes vacances, j'avais trouvé de nouvelles pierres que je tentais d'identifier. J'avais appris par mes lectures qu'il fallait utiliser le mot *roche* et non *pierre* pour être considéré comme un vrai collectionneur. Je classais mes échantillons en trois catégories – éruptives, métamorphiques et sédimentaires –, en fonction de leur dureté, de leur réaction à l'acide chlorhydrique pour les calcaires et selon la forme et la couleur des cristaux. Quelques années plus tard, des fossiles ont commencé à envahir la section de mes roches sédimentaires. Par eux, je revivais l'évolution des espèces et je pouvais témoigner que nos montagnes actuelles étaient peut-être d'anciennes mers, puisque j'y trouvais des fossiles de poissons. Or, pour tout collectionneur, le roi de tous les fossiles appartient évidemment à la famille des dinosaures. J'habitais à Aix-en-Provence, et j'ai trouvé des œufs de dinosaure sur les flancs argileux de la montagne Sainte-Victoire. Cet événement allait sceller mon destin. À seize ans, mon avenir était tout tracé : je serais géologue.

Mais voilà, en dernière année de lycée, les cours de philosophie m'ont ouvert au monde des idées et de l'introspection. J'ai vécu mon adolescence dans les années 1970, une époque de grande mutation de la société. Des événements importants allaient me marquer de façon indélébile, comme la première crise du pétrole, le mouvement de libération des femmes, la législation sur l'avortement, la dictature au Chili, les *boat people* et la naissance de Médecins Sans Frontières. Traverser mon adolescence dans cette effervescence d'idées nourrissait mon cœur et mon esprit dans ma quête d'une vie différente de celle de mes parents. De grandes discussions avaient lieu au lycée, à l'aumônerie ou durant les camps scouts. Ces échanges si riches m'ont rapidement mis en porte-à-faux par rapport aux valeurs que mes parents défendaient. Ils appartenaient à cette bourgeoisie commerçante qui avait rebâti la France après la Deuxième Guerre mondiale. Pour eux qui n'avaient pas fait d'études et qui avaient bien réussi, les plus hautes vertus incluaient de travailler et de faire « comme les gens bien » que sont les gens instruits : les professeurs, les écrivains et les ministres. Puisque j'étais bon élève à l'école, mes parents rêvaient de me voir fréquenter une grande école de commerce, pour amener leur magasin de lingerie et de prêt-à-porter à un autre niveau.

Or, comme beaucoup d'adolescents, je voulais vivre une vie tout autre, comprendre le monde pour le changer et y prendre part. J'avais été admis dans la section des sciences naturelles en avant-dernière année de lycée. Je devrais, à la fin de l'année, choisir mon domaine d'études à l'université. Cet été-là, je suis parti en camp scout. Nous devions traverser la Corse et la Sardaigne à vélo, avec armes et bagages, munis d'un sac à dos et d'un solide porte-bagages. Après la traversée de Marseille à Propriano, nous avons dressé notre camp sur la plage, pas loin du port dans lequel le bateau nous avait laissés. M'éloignant du campement, je me suis promené seul sur le sable encore chaud faiblement éclairé par la lune. À cet instant, j'ai vécu une épiphanie. Comme si la foudre m'était tombée dessus : *faire des études de médecine, «faire médecine»*, comme on dit. De ma vie entière je n'ai jamais vécu un événement aussi brutal. Il avait semblé venir du ciel ou tout au moins du dehors de moi-même. Oui, devenir médecin me permettrait de concilier ma passion pour la science et mon goût pour l'humain. Je ne connaissais aucun médecin en dehors de celui qui me donnait des vitamines ou m'administrait des vaccins, mais je décidai qu'aucune information supplémentaire ne m'était nécessaire. Une force en moi me poussait à répondre à cet appel.

Je me suis donc inscrit à la faculté de médecine d'Aix-Marseille en 1979 et, six ans après, j'ai entrepris ma résidence (ou *internat*) à l'hôpital d'Aix-en-Provence. Après mon premier stage, qui était en cancérologie, j'ai décidé d'embrasser cette spécialité, fasciné que j'étais par les patients et par le chef de service, le Dr André-Pierre Blanc. Un seul problème se dressait devant moi : la qualification en oncologie n'existait pas et c'était les médecins spécialistes qui traitaient les cancers ; les gynécologues traitaient les cancers gynécologiques et les pneumologues, ceux des poumons. J'ai été dans les années 1980 un des derniers à obtenir la spécialité de médecine interne avec compétence en oncologie sur la foi de mon dossier, de mes stages et de mes publications, sans passer d'examen spécifique. C'était en effet la dernière année que cette spécialité ne possédait pas encore une formation sanctionnée par un examen. J'avais obtenu par « clause grand-père » mon diplôme en oncologie médicale, diplôme qui m'autorisait à prescrire les redoutables chimiothérapies pour soigner différents cancers. Cette nouvelle spécialité était peu prisée par les autres résidents. L'oncologie était peu gratifiante puisque le sort des patients était le plus souvent funeste et plaçait le médecin en situation d'échec perpétuel.

Mon maître de stage, le Dr André-Pierre Blanc, m'avait transmis son goût pour la *médecine globale* – avant que cette expression n'existe –, une médecine qui veut suivre le patient dans sa globalité, soit son corps, son esprit et son environnement social, et où l'accompagnement se conçoit dans la durée. À cette époque, les services de soins palliatifs n'avaient pas encore vu le jour ; les patients en fin de vie restaient hospitalisés dans le même service jusqu'à leur décès et très peu retournaient à leur domicile. Marqué par la pratique de son père qui était médecin homéopathe, le Dr Blanc m'avait formé à une approche axée sur le ressenti du patient, avec une ouverture sur les traitements dits *naturels*. En plus des patients venant pour leurs traitements de cancer, nous recevions dans son service les cas complexes. Les médecins de cliniques médicales qui n'avaient pas réussi à poser de diagnostic nous confiaient leurs patients. Le Dr Blanc était ainsi considéré, à l'image de la série américaine éponyme, comme notre Dr House. Certains de ces patients me fascinaient quand ils présentaient des manifestations dites *paranéoplasiques* de cancers occultes se révélant sous un autre visage. Certaines de ces manifestations étaient de nature neurologique ou métabolique et causées par la sécrétion de faux signaux hormonaux ou immunitaires émis par des cancers du poumon, de l'ovaire ou des lymphomes. Ces syndromes paranéoplasiques représentaient des défis diagnostiques majeurs où le cancer se manifestait avant le diagnostic de la tumeur et à travers un autre organe que celui affecté.

À l'inverse de la gynécologie, de la cardiologie ou de la pneumologie, cette approche globale du patient n'était pas limitée à la pathologie de certains organes. Cette spécialité centrée sur le traitement par chimiothérapie avec un suivi à long terme du patient plutôt que sur l'organe malade a déterminé mon choix de spécialité médicale. Tout comme l'arrivée du sida.

Regarder la mort en face

Deux semaines après le début de mon premier stage en oncologie, en avril 1983, nous avons diagnostiqué le premier cas de sida de notre hôpital. Il s'appelait Yvan. Âgé de vingt-six ans, cet homme homosexuel originaire du Venezuela avait vécu trois ans à New York dans le milieu artistique des folles années Basquiat et Warhol. Il avait été hospitalisé parce qu'il faisait de la fièvre, était amaigri et avait de gros ganglions symétriques au niveau du cou. Avec ses cheveux noirs en bataille, il était très maigre et jouait de la guitare dans le service ; il pouvait être très théâtral lors de la visite médicale du matin. J'étais sidéré lorsqu'il refusait certains prélèvements sanguins ou médicaments en scandant *!Viva la libertad!* Il aimait nous confronter comme médecins et ne se plaignait jamais de son sort. Il incarnait un type de patient qui n'existe pas dans les livres : le rebelle. Il nous disait vouloir vivre libre de façon dionysiaque, préférant l'enthousiasme exubérant plutôt que l'ordre ou la raison. Pour lui, depuis son adolescence, risquer sa vie, c'était lui donner sens et valeur. Il s'opposait en tous points à un autre jeune patient, lui aussi atteint d'un lymphome, que je ne connus qu'à travers la littérature. Sous le pseudonyme de Fritz Zorn, dans *Mars,* un jeune professeur de littérature allemande décrit son mal comme la conséquence de sa conformité à un *monde d'hier,* à cet ordre bourgeois de la rive dorée du lac de Zurich. Appréhendant son cancer comme une maladie névrotique, Zorn écrit : « Si je devais y succomber, on pourrait dire de moi que mon éducation m'aura tué. »

Zorn n'a pu vivre son mal-être qu'à travers l'écriture et la publication posthume de son récit en 1976. Cette rébellion intériorisée, il l'a exprimée en choisissant un nom de plume qui signifie « colère » en allemand, et un titre qui évoque le dieu romain de la guerre. Son éducation et l'attitude apollinienne de son milieu l'opposaient en tous points à Yvan. La raison, la mesure et la préservation de l'harmonie d'un monde bourgeois imposaient à sa famille de ne jamais être dans la confrontation. Il fallait toujours faire bonne figure et sa mère ne disait jamais non à un invité ou à un ami. Elle apprenait à son fils à remplacer un *non* par un *quoi que*, un *demain*, ou un *pas comparable*, ou encore un *c'est compliqué.* Selon le narrateur, ce carcan social qu'on lui imposait avait été à l'origine de son cancer. Malgré tout, ces deux jeunes patients d'apparence si différente, l'un dionysiaque et l'autre apollinien, se sont rejoints à travers leur mort dans des formes sublimées de lucidité et de révolte.

J'étais fasciné par la liberté d'Yvan, ce personnage à la fois tragique, rebelle et haut en couleur. Il était devenu compagnon de chambre avec un autre jeune infortuné qui avait aussi vingt-six ans, Serge, et qui était hospitalisé pour des métastases hépatiques d'un cancer de la peau de type mélanome malin. Serge et moi avions des amis communs du lycée et, après son décès, je lui ai dédié ma thèse de médecine sur les traitements des métastases hépatiques. Avec Yvan, nous formions une sorte de trio uni par l'âge et la même unité de soins, mais séparés par le destin. De grandes discussions amicales nous unissaient. Pendant un moment de répit dans la maladie de Serge, nous sommes même allés au cinéma voir le film *Indiana Jones et le temple maudit*, avec Harrison Ford. Serge est sorti épuisé et la seule phrase qu'il prononça en sortant fut: « Il y a beaucoup de morts dans ce film. »

Même si nous avions le même âge, une différence fondamentale nous séparait. Tous deux savaient leur mort prochaine et le fait qu'elle surviendrait à un très jeune âge leur donnait l'audace d'en parler, leur conférait une impertinente liberté, loin de toutes contingences, et un mépris de la médecine dite *traditionnelle*. Ils prenaient le contrepied de tout ce que j'étais en train d'apprendre et cela devenait insoutenable pour moi. Nous étions unis à travers la rupture. Rapidement, la gravité de leur maladie allait empêcher toute conversation, limitant les soins qu'ils recevaient à la prise de médicaments antidouleur administrés par voie intraveineuse et à ma présence amicale.

Après le décès d'Yvan en juin 1983, son autopsie confirma une forme atypique de tuberculose au niveau des ganglions cervicaux ainsi qu'un lymphome cérébral, deux manifestations infectieuses et cancéreuses très caractéristiques du sida.

C'est le 8 juin 1983 que le virus responsable du sida fut identifié à l'Institut Pasteur de Paris, quelques jours après le décès d'Yvan. Lors de la réunion scientifique de l'hôpital, j'avais présenté sa tragique histoire médicale comme le premier cas de sida de notre centre, ce qui représentait aussi ma première communication scientifique.

Le décès d'Yvan et de Serge a marqué au fer rouge le chemin que devait prendre ma carrière. J'étais révolté par la mort de ces jeunes hommes et par l'incapacité de la médecine à répondre à leur détresse. Je leur ai promis de vouer ma vie à combattre ces maladies qui les avaient fait disparaître. C'est ainsi que j'ai choisi de m'engager dans les soins et la recherche pour améliorer le sort des personnes atteintes, dans leur chair et dans leur âme, du cancer et du sida. Je me sentais directement interpellé puisque les soins impliquaient le traitement d'infections graves, de cancers ainsi que des troubles immunitaires sous-jacents.

L'épidémie de sida était aussi venue sonner la fin de la toute-puissance médicale et de l'amour libre des années 1970. Yvan et Serge ont à tout jamais justifié la raison de mon engagement dans une carrière singulière qui réunit cancer, immunité et sida. La dimension psychosociale de ma pratique médicale ne m'a pas été apprise par mes professeurs, mais par ces deux jeunes patients qui m'ont montré que mettre des mots sur les maux permettait une distance libératrice et la fin d'un certain patriarcat médical. Le grand professeur qui sait tout et qui n'explique rien ne tenait plus la route devant ces jeunes patients.

Ils m'ont aussi permis de comprendre la limite de ce que pouvait faire un médecin par lui-même, que travailler en équipe multidisciplinaire était la voie à suivre pour affronter les multiples demandes des patients. Ce sont eux qui m'ont fait pressentir ce que l'on appellerait trente ans plus tard *une approche de santé globale*.

Après deux ans de formation hospitalière à Aix-en-Provence, j'ai répondu en 1986 à une annonce dans *La Presse médicale* pour effectuer un stage en cancérologie comme moniteur clinique à l'Hôtel-Dieu de Montréal. J'ai eu la chance d'être accepté, mon épouse Gilda était d'accord pour déménager au Québec, et nous sommes partis avec notre fils Bertrand âgé de deux ans.

Le service d'oncologie de l'Hôtel-Dieu de Montréal se situait au deuxième étage du pavillon Le Royer et possédait une belle rotonde donnant sur le jardin des sœurs hospitalières qui dirigeaient cet hôpital. Un esprit tout particulier régnait dans ce service où l'on appelait encore les infirmières des *gardes-malades* et je pouvais les interpeller en utilisant leur nom de famille, par exemple : « garde Lacaire ». L'esprit des sœurs hospitalières était présent et contribuait à une dévotion de tout le personnel pour les patients que je n'ai jamais retrouvée ailleurs. À cette époque, l'Hôtel-Dieu était le bateau amiral de tous les hôpitaux francophones de Montréal. D'ailleurs, lors du passage du général De Gaulle en juillet 1967 pour son fameux : « Vive le Québec libre ! », c'est l'Hôtel-Dieu qui avait été désigné pour le recevoir en cas d'accident ou de maladie. On m'avait montré le lit qui avait été conçu spécialement pour lui compte tenu de sa taille de géant.

Dans ce service, on n'hospitalisait pas de patients avec des maladies auto-immunes ou mystérieuses ; seulement ceux avec des cancers déjà diagnostiqués au stade de métastases – donc des cancers généralisés – afin qu'ils puissent recevoir leur chimiothérapie. En dehors des lymphomes ou du cancer du testicule, la présence de métastases fait entrer le patient dans une phase incurable de la maladie, même si de longues prolongations ou rémissions sont possibles.

Des cas terriblement lourds pour un jeune médecin comme moi! Je me rappelle un jour avoir informé le Dr André Robidoux, chirurgien oncologue, que la tumeur d'un de ses patients avait progressé malgré son traitement de chimiothérapie. Sa réponse fut directe: «Tu ne dois jamais l'oublier, le cancer, ça tue!» Cette phrase lapidaire me déculpabilisa un peu de ce que je percevais comme un échec personnel, mais qui n'était que la conséquence inexorable de la présence de métastases. Le Dr Robidoux racontait souvent, après l'opération d'un patient, qu'il avait pu enlever non pas une tumeur, mais un *cochonome,* ce terme qu'il avait inventé et qui n'augurait rien de bon.

C'est au milieu de ces patients le plus souvent âgés que, au fil des mois, ont commencé à se côtoyer de jeunes patients atteints de cancers associés au sida. Ils avaient développé soit un cancer de la peau avec ses nombreuses lésions violettes qui les défiguraient – le sarcome de Kaposi, soit des cancers des ganglions – les lymphomes le plus souvent accompagnés de leur cortège d'infections. Ces jeunes patients se savaient tous condamnés d'avance et recevaient sans y croire des traitements de chimiothérapie pour contrôler les symptômes causés par leur tumeur. Notre mission était impossible puisqu'il fallait juguler cette dernière avec des traitements qui aggravaient leur immunosuppression, les condamnant souvent à des infections opportunistes graves. La seule stratégie possible était celle du moindre mal, donc l'avis du patient devenait notre seule boussole. J'expérimentai dès le début de ma formation l'échec face à la maladie et les limites du savoir.

La médecine, discipline hautement scientifique, devenait un art pour traiter au mieux et trouver le fragile équilibre entre attaquer la tumeur et protéger son hôte des infections. Les données médicales n'existant pas encore, l'avis du patient était d'autant plus important pour décider lequel des deux maux choisir.

La naissance des soins palliatifs allait m'apporter une certaine réponse à l'échec permanent auquel je faisais face.

Soigner autrement, jusqu'au bout

Le Dʳ Harry Pretty, médecin dans le service de cancérologie de l'Hôtel-Dieu de Montréal, avait posé les premiers jalons d'approche ou de soins palliatifs en instaurant une discussion honnête au sujet des attentes et des craintes des patients et de leurs familles. Dire la vérité et parler de l'avenir souvent sombre du patient était une provocation pour l'époque, mais créait une immense ouverture pour le dialogue entre médecin et patient. Le Dʳ Harry Pretty avait été très inspiré par les travaux pionniers du Dʳ Balfour Mount, de l'Hôpital Royal Victoria de l'Université McGill, un médecin anglophone qui avait survécu à un cancer et dont la conception de la médecine avait été bouleversée en 1969 par la lecture du livre *On Death and Dying* (*Les derniers instants de la vie*), de la psychiatre helvético-américaine Elisabeth Kübler-Ross. Cette nouvelle vision des soins de fin de vie avait poussé le Dʳ Mount à visiter le nouveau service du St Christopher's Hospice à Londres, en Angleterre, qui était dirigé par l'infirmière devenue médecin et ennoblie par la reine Elizabeth II, Dame Cicely Saunders. Elle était la fondatrice du mouvement des hospices, qui accueillaient uniquement les personnes en fin de vie et donc qui se *savaient* en fin de vie. Ouvrir un tel centre à l'époque présupposait que la médecine devait s'arrêter à un certain moment, quand les traitements ne fonctionnent plus, une idée qui allait à contre-courant de celle de progrès et d'une médecine virile et triomphante. De retour de cette visite marquante, le Dr Mount fonda à l'Hôpital Royal Victoria, en 1974, le premier service de soins de fin de vie et inventa un nouveau terme plus approprié pour remplacer celui, très *british*, de *mouvement des hospices*; c'est ainsi qu'on lui doit le terme de *soins palliatifs* qui s'oppose à celui de *soins curatifs*.

À l'Hôtel-Dieu, le Dr Harris Pretty, influencé aussi par le bouddhisme, avait créé l'Association vie nouvelle dans laquelle patients, infirmières et médecins donnaient des conférences et des ateliers sur l'expérience du cancer et où patients et soignants étaient sur le même pied d'égalité. Ce dialogue autour du cancer brisait le silence qui entourait cette maladie et faisait aussi s'effondrer le piédestal sur lequel se trouvait le médecin.

Plus tôt, j'ai parlé d'Yvan et de Serge. Un troisième patient allait encore beaucoup me marquer: c'était un homme dans la soixantaine qui recevait une chimiothérapie pour son cancer du poumon et qui s'appelait Guy Hoffmann.

Entre deux traitements, ce patient bien connu du grand public nous avait offert une prestation à l'Association vie nouvelle. Il était acteur, metteur en scène, homme de télévision et cofondateur du Théâtre du Nouveau Monde (TNM). Avant de venir s'établir à Montréal, il avait, comme jeune acteur français, contribué à l'ouverture du Festival d'Avignon avec Jean Vilar. Ce jour-là, dans l'amphithéâtre de l'hôpital, il avait joué en costume d'époque une scène du *Malade imaginaire,* de Molière. À la fin de la scène, il avait retiré sa perruque pour montrer son alopécie (calvitie) totale causée par la chimiothérapie et clamé: «Je ne suis pas un malade imaginaire.» Cette prestation et le dévoilement de son mal en public venaient une fois encore transformer ma vision du patient. Dire sa maladie tout haut, au grand jour et en public, c'était déborder du cadre médical. J'ai été profondément touché d'entendre pour la première fois une prise de parole publique sur le cancer et prononcée avec humour, hauteur et panache, «car rien ne fait naufrage», aurait pu ajouter le poète René Char.

Ayant revu Guy Hoffmann durant ses chimiothérapies, je lui avais reparlé de l'impression marquante qu'il m'avait faite lors de son ultime représentation du *Malade imaginaire*. Il m'avait confié savoir encore par cœur les grands textes classiques en vers, contrairement aux autres textes, même s'il les avait joués plus souvent. Je compris ainsi que le rythme, la musicalité et les rimes étaient au service de la mémoire à long terme. Je saisis aussi pourquoi les premiers textes, comme l'*Iliade* et l'*Odyssée*, étaient chantés et en vers, tout comme les chansons de rap scandées sur un rythme répétitif associé, comme le font les rabbins, à un balancement des bras et du corps. Guy Hoffmann est mort trois mois plus tard à la maison.

Après cette année très formatrice à Montréal, le retour à Aix-en-Provence a été difficile. J'avais appris à Montréal comment annoncer par étapes le diagnostic de cancer à un patient et à son entourage, comment avoir une discussion franche et honnête sur les possibilités et les limites thérapeutiques, puis comment aborder la question de l'arrêt des traitements pour se concentrer sur les soins de confort en fin de vie.

Ce n'était pas encore dans l'air du temps en France en 1987, et cela provoquait des tensions au sein du service d'oncologie. J'ai même été menacé par mon patron de ne pas pouvoir continuer ma formation en oncologie car, me confia-t-il, il avait reçu des plaintes de plusieurs médecins de famille contre moi m'accusant d'avoir créé une angoisse non nécessaire à leurs patients à la suite de l'annonce du diagnostic. Annoncer la vérité sur le cancer ne pouvait que nuire aux patients, leur enlever tout espoir et, dans certains cas, les conduire au suicide.

Le débat était donc réel en France : fallait-il ou non dire la vérité au patient ? Au-delà de *dire la vérité*, le problème était celui du dialogue entre le médecin et son patient, mais aussi avec sa famille, qui était au courant de tout, bien plus que le patient. Il devenait clair que, n'étant plus au Québec, je ne pouvais maintenir cette approche.

Pourtant, tenace, j'ai réussi, deux ans plus tard, à faire venir le Dr Harry Pretty avec une infirmière d'oncologie et quatre patients dans la vingtaine atteints de cancer. Ils ont tenu une série de conférences à Marseille, à l'Institut Paoli-Calmettes (IPC), un centre régional de lutte contre le cancer, et à l'hôpital d'Aix-en-Provence. La conférence avait un titre très provocateur pour nous, Français : *Comment annoncer à un patient qu'il est atteint d'un cancer.* L'amphithéâtre de l'hôpital était plein, les participants, y compris les médecins et infirmières des cliniques privées, étaient médusés de voir de jeunes patients témoigner de leur vie avec le cancer après la conférence du Dr Pretty.

Cette visite fut marquante et, le contact repris avec Montréal, je décidai après une longue réflexion et discussion avec mon épouse Gilda de faire une demande pour retourner travailler dans le service d'oncologie de l'Hôtel-Dieu. Le moment était opportun, car le Dr Raymond Beaulieu, chef du service et passionné d'immunologie, venait d'être nommé directeur provincial pour la recherche sur le sida.

Ma demande a été acceptée, d'autant qu'il n'y avait pas beaucoup de candidats pour s'occuper de ces patients immunosupprimés dont le destin était déjà écrit.

Je repartis donc à l'âge de trente-trois ans avec ma femme et nos trois jeunes enfants pour le Québec. Une semaine après mon arrivée, en octobre 1990, un miracle se produisit. Le directeur de la recherche, le Dr Pavel Hamet, m'offrit un poste permanent à l'hôpital et à l'Université de Montréal pour les soins et la recherche sur le cancer et le VIH. Ma réponse fut immédiate et ce fut un des plus beaux jours de ma vie.

J'ai eu à ce moment-là une pensée pour Yvan, ce patient qui m'avait sans le savoir donné une certaine idée de liberté, ouvert à la confrontation et qui avait involontairement contribué à me faire quitter ma douce France. Je devais maintenant tenter de faire carrière à travers cette double pratique qui unissait cancer et VIH. Partir, changer de pays, allait être la plus grande rupture dans ma vie.

Je laissais derrière moi mes parents et beaux-parents, leur enlevant la garde et les visites hebdomadaires de leurs petits-enfants. J'ai aussi dû affronter l'incompréhension de tous mes collègues français, moi qui venais d'obtenir le premier un poste permanent de médecin hospitalier dans ma belle ville natale d'Aix-en-Provence. Ces obstacles, j'ai pu les surmonter grâce à l'expérience fondatrice que j'ai reçue de ces trois patients clés et qui m'a permis, tout au long de ma carrière, de déployer une énergie qui m'a aidé à en surmonter beaucoup d'autres.

J'avais désormais les mains libres pour bâtir une unité sida à l'Hôtel-Dieu de Montréal. Cette unité allait connaître un grand succès... Un trop grand succès qui allait devenir un cauchemar pour moi. Dépendante du service des maladies infectieuses, elle se développait très bien et comptait plus de vingt-cinq personnes hospitalisées en même temps. L'afflux de patients jeunes et pas toujours dociles a rapidement posé un problème d'occupation de lits et limité le nombre d'admissions. Il faut reconnaître aussi que les patients sida étaient souvent ambivalents par rapport aux soins, acceptant ou refusant les traitements ou les analyses, ou préférant simplement se laisser mourir que de participer à des essais cliniques dont j'avais la responsabilité. Pour les patients VIH, ce début des années 1990 représente le début d'une contestation, d'une réappropriation des soins médicaux. Leur destin, inexorablement programmé, avait engendré chez certains une révolte, celle d'hommes jeunes pouvant tenir parfois des propos prophétiques en regardant leur mort en face. Ils auraient pu dire comme le jeune poète maudit Arthur Rimbaud: «Et j'ai vu quelquefois ce que l'homme a cru voir!» Cette révolte, l'écrivain français

Hervé Guibert l'a exprimée âprement en ciblant particulièrement les soignants et la vie elle-même. Mort du sida en 1991 à Paris à l'âge de trente-six ans, il nous a laissé trois romans autobiographiques qui ont marqué le discours sur les soins et nourri l'amertume du militantisme communautaire : *À l'ami qui ne m'a pas sauvé la vie*, *Le protocole compassionnel* et *Cytomégalovirus*.

À cette époque, donc, j'étais le jeune médecin responsable de ces patients. Les seuls médicaments disponibles – comme l'AZT ou le 3TC, ce dernier ayant été découvert par le Dr Bernard Belleau, un biochimiste de l'Université McGill – ne repoussaient le décès que de quelques mois. L'accès aux lits d'hôpital devint en 1994 un combat entre les différents médecins spécialistes et une source majeure de conflit. Je devins l'épicentre de cette bataille et mon poste fut remis en question puisqu'il avait pour effet d'attirer trop de patients sidéens à l'Hôtel-Dieu. Pour tenter de réduire le nombre de patients hospitalisés, le gouvernement du Québec décida d'ouvrir un centre de jour pour l'île de Montréal au Centre universitaire de santé McGill (CUSM), l'ancien Hôpital Royal Victoria.

Un deuxième miracle se produisit : je fus invité par le Dr Richard Lalonde, infectiologue, à rejoindre ce nouveau centre de jour ainsi que le service clinique d'hématologie. Ce fut un grand changement pour moi, une sorte de deuxième immigration, avec changement de langue et de culture, même si la distance entre ces deux hôpitaux n'est que d'un boulet de canon.

Je fus accueilli par la Dre Sylvia Cruess, directrice des services professionnels, avec un chaleureux « *Welcome aboard!* », comme si j'embarquais sur le transatlantique reliant Southampton et New York. Cet accueil très *british* me fit chaud au cœur et me permit de relancer ma carrière.

J'ai donc pu réaliser pendant trois décennies mon rêve de pratiquer à cheval sur deux spécialités, le VIH et l'hématologie-oncologie, tout en effectuant des recherches de laboratoire en immunologie du VIH et des lymphomes. Ce rêve m'a permis d'être nommé directeur de Réseau sida et maladies infectieuses, financé par le Fonds de recherche du Québec-Santé (FRQS).

Le cancéreux, ce coup-ci, c'est moi

C'est donc par la pratique de l'oncologie et dans cet hôpital du Centre universitaire de santé McGill que j'ai été touché pour la première fois de ma vie, à soixante-cinq ans, par une vraie maladie, un cancer agressif de la prostate.

Cet ennemi que j'avais combattu pendant toutes ces années devenait intérieur. J'ai décidé d'annoncer mon diagnostic à mes collègues médecins et à mon entourage. Je ne voulais pas entrer dans le silence – qui existe encore – face au cancer, notamment chez les médecins qui en sont atteints.

Il fallait que je le dise à mon épouse. Notre vie risquait d'être bouleversée. Annoncer une telle nouvelle ne va pas de soi. C'est Gilda qui a immédiatement prévenu nos enfants, sans attendre que je le fasse, peut-être pour ne pas être seule à vivre avec cette nouvelle. Je devais établir une hiérarchie dans la diffusion de l'information : la famille, bien sûr – ma sœur m'a demandé d'attendre d'être opéré avant d'en parler à notre mère de quatre-vingt-dix-sept ans –, les amis, les collègues de travail, mes collaborateurs, puis certaines de mes connaissances. J'avais appris par le témoignage de mes patients que le fait de ne pas partager l'annonce d'une maladie grave à des personnes moins proches pouvait leur faire une peine profonde, les excluant de toute possibilité d'offrir leur aide ou leur soutien. Ce non-partage pouvait laisser entendre que ces personnes ne comptaient pas pour moi, que je n'avais pas besoin d'elles. Mais alors, fallait-il le dire à certains de mes patients ? Plusieurs partageaient ma vie professionnelle depuis plus de vingt ans. De plus, ma future absence en dehors du temps de vacances serait sans doute perçue comme bizarre ou inattendue. À l'inverse, leur donner l'information pourrait les angoisser, puisqu'ils allaient devoir chercher un nouveau médecin, ce qui est bien difficile dans le contexte de la santé au Québec. Finalement, il m'a semblé évident que je devais partager cette information avec les quelques patients qui avaient eu un cancer de la prostate. Rejoindre un club de vétérans serait d'un grand secours pour moi et une source de complicité.

Lorsque la première vague de l'annonce fut passée, des amis m'ont demandé si je me sentais mieux équipé, comme médecin spécialiste du cancer, pour y faire face.

La question mérite certes d'être posée, mais d'autres doutes m'assaillaient : devrais-je arrêter ma carrière, la limiter en coupant les gardes de fins de semaine, la modifier pour travailler à mi-temps ? Pourrais-je supporter les plaintes multiples des patients comme avant, surtout si j'en venais à me sentir ou à devenir plus malade qu'eux ?

Puis la grande, la vraie, la question sournoise, que j'avais si souvent entendue de la part des patients sans jamais vouloir y répondre s'est imposée : *Pourquoi moi ?*

Cette question-là, je me la suis posée moi aussi. Avais-je fait quelque chose de mal pour avoir un cancer, moi qui le combats au quotidien pour les autres ? Je n'ai jamais fumé ni trop bu d'alcool, pas pris de drogues, pas consommé de sucre, je pratique du sport, je me déplace à vélo… et malgré tout, le cancer est bien là, chez moi, en moi. Un cadeau de la vie dont je me serais bien passé.

Un sentiment d'injustice voire de jalousie m'a même assailli. Je pensais à certains de mes patients, anciens toxicomanes, grands fumeurs – et pas que de Havane – qui avaient surmonté leur hépatite C et contrôlé leur VIH, et qui étaient finalement en meilleure forme apparente que moi. Ce sentiment d'être plus malade que certains de mes patients à la vie risquée et incertaine me troublait.

En mettant ma casquette de médecin, je comprenais et j'acceptais que ce cancer de la prostate n'était pas du même ordre que ceux fortement liés au « style de vie ». Ce terme élégant évoque le choix d'une personne qui se croit libre. Il a été inventé par les médecins pour décrire tous ces facteurs négatifs socialement réprouvés que l'on décrit si bien dans les magazines au chapitre santé : alcool, tabac, sédentarité, alimentation nord-américaine, obésité et le fameux stress, que l'on nous sert à toutes les sauces.

En tant que patient, je devais m'appliquer à moi-même ce que je disais parfois, confronté à la révolte de certains : « On ne contrôle pas tout dans la vie. » J'ai entendu tellement de patients qui avaient tout réussi dans leur vie et tout contrôlé, qui maîtrisaient leur diète, leur poids, leur stress et pouvaient soumettre leur ventre, leurs fessiers et leurs pectoraux à toutes sortes d'épreuves. Le diagnostic de cancer représentait alors la plus inacceptable des injustices et ces personnes devenaient les patients les plus difficiles à suivre. La colère les habitait, ils se sentaient trahis par la vie, par leurs croyances, par le monde extérieur et ne comprenaient pas ce qui leur arrivait. Denys Arcand, dans son dernier film, *Testament*, décrit magnifiquement ce comportement dans l'incompréhension de l'épouse d'un personnage qui, malgré tous ses efforts pour rester en forme, s'effondre après une randonnée à vélo.

Ce type de patients pose une question fondamentale : peut-on se sauver soi-même, se sauver de quoi et de qui ? Voilà encore une question sans réponse.

Il m'arrivait aussi, en début de carrière, de penser un peu comme eux que la maladie était peut-être une sorte d'étourderie, un moment d'inattention, de maladresse due à trop de confiance. Certains devaient être nés pour *tomber* malades ; c'était une sorte de condition préétablie. C'était surtout une forme de protection pour le jeune médecin que j'étais afin de mieux supporter la souffrance des patients, aidé par le bouclier que représentait ma blouse blanche.

Mais cette attitude vieillit mal et j'ai vite compris au fil des ans que c'est souvent la *faute à pas de chance* et que la vie est profondément imprévisible et injuste. Je devais mon salut comme médecin à cette faculté d'adaptation (ou *coping,* comme on dit en anglais), qui dépend plus qu'on ne le pense du soutien que vous prodigue votre entourage et non de soi.

Pour revenir au cancer qui m'affectait, celui de la prostate, le facteur le plus important et le moins modifiable, c'est le facteur de l'âge, ce mur de notre finitude. Personne n'a encore trouvé la fontaine de jouvence. Le diagnostic fut pour moi comme un réveille-matin : il signifiait que les années avaient passé sans que je m'en rende compte. Que je faisais maintenant partie des personnes âgées et que la mort venait frapper à ma porte.

L'organe du temps qui passe

La prostate est un organe uniquement masculin sans grande noblesse. Ce n'est ni le souffle qui traverse nos poumons, ni ce battement au fond de nos poitrines, ni le nœud neuronal de notre motricité, pas plus que le siège de nos pensées. On peut dire que sa fonction n'est pas de premier plan. Après son ablation, nul besoin de prendre d'hormones comme c'est le cas pour la thyroïde, les ovaires ou les testicules et, pour preuve ultime de son rôle mineur, on n'effectue pas de transplantation de prostate.

La prostate ne fait le plus souvent parler d'elle que quand son hôte veut prendre sa retraite après une vie de dur travail. Elle incarne le temps qui passe, signe que l'âge vous rattrape, vous mord. Elle est l'image de l'homme qui vieillit – une maladie de grands-pères –, assez fréquente. Un jour ou l'autre, tout le monde va l'avoir. On pourrait conclure par un «*so what?*».

Sa pathologie, cancéreuse ou non, évolue tranquillement d'un pas de sénateur, lui enlevant tout le côté tragique qui aurait pu lui valoir des signes de grandeur. Ce que l'on pourrait reprocher à la prostate, c'est surtout de se trouver à un carrefour stratégique impliquant à la fois l'appareil urinaire et reproducteur, et pas très loin de son voisin de derrière, le rectum.

Alors de quoi est fait cet organe, sachant que Dame Nature ne maintient pas une fonction si elle est inutile?

Le rôle principal de la prostate est de produire le liquide prostatique, qui contribue en partie à protéger et à nourrir les spermatozoïdes. Elle sert surtout de point d'appui pour le col de la vessie et contribue au bon fonctionnement du sphincter vésical.

La prostate est donc située sous la vessie, en avant du rectum. Elle entoure la partie supérieure de l'urètre, dont la course part de la base de la vessie jusqu'au pénis. Elle est aussi traversée par les deux canaux déférents, autoroute pour les spermatozoïdes qui partent des testicules pour se jeter dans l'urètre à ce niveau. Des nerfs indispensables à l'éjaculation lui sont accolés, un sur le lobe droit et un sur le lobe gauche.

Fort de sa localisation stratégique plus que de sa fonction, cet organe, pendant l'excitation sexuelle, libère le liquide prostatique dans l'urètre, qui rejoint ensuite d'autres liquides pour donner toute la liberté aux spermatozoïdes, avant d'être éjaculé sous forme de sperme. La prostate se présente telle une intrigante, qui cherche grandeur et reconnaissance malgré sa modeste fonction au fond de notre bas-ventre. Peut-on trouver un peu plus de gloriole dans l'histoire de sa découverte par les premiers médecins anatomistes ?

Petite histoire de la prostate

D'où vient le mot *prostate* ? Du grec ancien – comme la plupart des noms d'organes – *pró* (« devant ») et *statós* (« stable »). Donc, « installée devant, assise ». Mais devant quoi ? Devant le rectum, c'est vrai, mais une certaine distance sépare ces deux organes et la prostate n'est pas reliée au système digestif. L'hypothèse est donc peu probable.

Dans leurs travaux de 2009, Franz Josef Marx et Axel Karenberg permettent de mieux comprendre la logique de cette étymologie. Cet anatomiste et ce linguiste relatent les éléments suivants. En grec, *proı 'stanai* signifie « se dresser devant » ou, par extension, « être debout en public ». L'historien Hérodote utilise le terme *prostates* pour désigner le chef d'une armée et Platon s'en sert pour désigner le président d'une cité-État. Pour le tragédien Eschyle, il prend le sens de « gardien de la porte de la cité » et, chez Sophocle, celui de « protecteur de la cité ». C'est probablement l'idée des premiers anatomistes de considérer la prostate comme la base fixe de la vessie, comme le *gardien* de la vessie et des différents canaux (l'urètre et les deux tubes déférents) qui la traversent. Malgré son nom féminin, elle assume donc des fonctions dont l'étymologie correspond aux rôles bien virils qui lui sont justement attribués.

La prostate, parent pauvre de nos organes, n'a été que très tardivement identifiée. Il a fallu attendre 1536 pour que l'anatomiste vénitien Niccolò Massa la décrive avec précision dans son ouvrage *L'introduction à l'anatomie*. Le chirurgien-barbier du roi Charles IX, le Français Ambroise Paré, décrivit quant à lui cet organe en 1555, en rentrant des champs de bataille d'Italie. On le considère comme le père de la chirurgie militaire qui œuvrait directement sur le terrain. Il disait: «Ce n'est rien de feuilleter les livres, de gazouiller, de caqueter en chaire de la chirurgie si la main ne met en usage ce que la raison ordonne.» Fort de son expérience unique de la guerre, il rapporta que la prostate était constituée de deux corps glanduleux nommés *prostates*, reliés par un lobe moyen, le tout situé au commencement du col de la vessie.

La prostate a la forme d'une châtaigne à l'envers, sorte de pyramide inversée, dont la base est en haut, vers la vessie, et la pointe, vers le bas. Donc, nous pouvons maintenant l'imaginer: aplatie comme une châtaigne, la tête en bas et ne pesant pas plus de vingt grammes. Et comme nous le savons maintenant, c'est plus par sa pathologie que par ses vertus que nous la connaissons.

Quand la prostate déraille

Le cancer de la prostate est le deuxième cancer le plus fréquent chez les hommes au Canada, après celui de la peau appelé cancer basocellulaire. Au Canada, un homme sur sept risque de le développer et il affecte principalement les hommes de plus de soixante-dix ans. On observe une fréquence deux fois plus élevée pour les hommes d'origine africaine comparé aux hommes caucasiens. À l'inverse, les hommes d'origine asiatique sont les moins touchés. Cette différence est en partie liée à la masse musculaire des sujets, elle-même dépendante du taux plasmatique de l'hormone mâle, la testostérone.

La prostate, contrairement aux autres organes, possède une sorte de GPS qui permet de mesurer son activité en tout temps. Nous avons la chance, nous les hommes, d'avoir un marqueur d'activité prostatique un peu à la manière des vulcanologues qui surveillent les réveils des volcans avec leur sismographe. Ce marqueur vient d'une protéine spécifique à la prostate, d'où son nom : *prostate-specific antigen,* abrégé PSA. Aux États-Unis, la Food and Drug Administration

(FDA) a approuvé un test sanguin en 1986 pour suivre la réponse des traitements anticancéreux, puis en 1994 pour la détection précoce de ce cancer chez les hommes de cinquante ans et plus. Ce test, tout en étant un excellent marqueur de l'activité anormale de la prostate, ne permet pas de distinguer une hypercroissance du tissu prostatique (l'hyperplasie bénigne) de la prostate et son cancer. Seul un examen par échographie ou, mieux, par résonance magnétique peut le faire.

Il n'y a pas de facteurs clairement établis qui favoriseraient l'apparition du cancer en dehors des facteurs ethniques, du surpoids et surtout de l'âge. Malgré l'enthousiasme des années 1980 pour le test sanguin de PSA facile à réaliser, il est aujourd'hui établi que le dépistage ne permet qu'une réduction modeste de la mortalité des personnes testées. En effet, il faut en tester 1 000 pour prévenir la mort d'une seule… et augmenter l'angoisse des 999 autres.

Ce test représente un rite de passage à la maturité pour les hommes dans la cinquantaine, et l'idée du cancer nous force à remettre les pendules à l'heure. C'est un peu l'équivalent du dépistage du cancer du sein pour les femmes du même âge. Ces deux examens sonnent la fin de l'insouciance face à la maladie, nous faisant tous et toutes passer dans une autre génération, celle des personnes d'âge mûr.

Comme tout quinquagénaire et puis comme sexagénaire, je faisais des prises de sang régulières pour mesurer ma PSA. Quelle ne fut pas ma surprise de la voir grimper de 0,85 à 7,61 au-dessus de la normale, puis à 4,0 pendant la période de COVID-19. Cette augmentation rapide, doublement de mon taux sanguin en moins de trois ans, évoquait la possibilité d'un cancer. Alors que je venais d'avoir les résultats de ma PSA, une de nos étudiantes en dernière année de médecine familiale me rappela qu'il était futile de faire à tout-va des tests de PSA. Les nouveaux guides thérapeutiques indiquaient clairement qu'en dehors d'anomalie à l'examen par toucher rectal et en l'absence de symptômes urinaires, ce test n'était plus nécessaire. Je n'ai pas eu le courage de lui confier que j'étais le 1 sur 1 000.

Il y a, on l'aura compris, une controverse autour du test, qui s'explique par le fait qu'une large proportion de patients développent des formes peu agressives de ce cancer et qu'un suivi par mesure de la PSA, associé ou non à des biopsies de prostate, peut conduire à une survie presque égale à celle des patients qui ont eu des interventions. À l'inverse, pour les rares formes agressives, une prostatectomie radicale amène le plus souvent une guérison, mais au prix parfois d'incontinence urinaire et de perte de l'érection. Par ailleurs, des traitements par radiothérapie locale donnent un taux de survie égal à celui de la chirurgie, mais ils sont associés à des troubles digestifs liés à la fibrose rectale postirradiation. La radiothérapie locale est le plus souvent proposée à des sujets plus âgés pour lesquels la chirurgie semble un peu plus risquée.

Face à la montée angoissante de ma PSA, j'avais décidé de contacter par courriel un de mes collègues urologues pour savoir quoi faire. Dans ma tête, j'étais déjà inscrit aux épreuves du cancer alors que je n'avais aucun symptôme.

Traiter un mal qui ne fait pas mal découvert seulement par une analyse sanguine ne va pas de soi et demande d'avoir une conception moderne de la médecine dite normale, une conception anatomoclinique. Pour plusieurs patients ne présentant aucun symptôme, prendre des médicaments de façon régulière n'est pas chose facile. Que ce soit pour le traitement d'une hypertension, d'un niveau élevé de cholestérol, d'une infection au VIH à son début ou d'une PSA élevée, la prise de médicaments à long terme demeure rare et certains patients préfèrent l'abandonner malgré les informations pertinentes qu'ils ont reçues.

Connaissant et comprenant bien les enjeux anatomocliniques de ma PSA élevée, c'est avec une grande impatience que j'attendais ma première visite chez l'urologue.

Le doigt de Dieu

Le moment est venu. Je reçois à mon courriel une réponse aimable de l'urologue. Il me propose de le rencontrer au Centre du cancer de l'hôpital, un jeudi matin à 11 h. C'est à quelques pas du bureau où je traite mes patients atteints de tumeurs hématologiques comme les cancers des ganglions (ou lymphomes) et les myélomes, les tumeurs immunitaires des os. C'est moi maintenant qui attends dans cette salle du Centre du cancer entouré d'autres patients qui consultent pour leur mal. Il n'y a pas cinq ans, le Centre s'appelait encore Centre des Cèdres. Fondé par un médecin d'origine libanaise, il a acquis sa nouvelle appellation (centre du cancer) lors du déménagement de notre hôpital dans de nouveaux locaux sur le boulevard Décarie. Finie la métaphore, place à la réalité brute, à une époque où le mot *cancer* ne signifie plus forcément une condamnation à mort.

Je trouve cette attente insoutenable au milieu de mes frères d'armes et je décide d'entrer dans le secrétariat devant la porte du bureau des médecins. Là, je découvre que la secrétaire de notre service d'hématologie s'occupe aussi de la section urologie. J'ai gardé ma blouse blanche et, devant son regard étonné et interrogateur, je lui dis sans hésiter que je viens rencontrer le chirurgien pour ma santé et non pour discuter d'un patient. Mon nom est bien sur la liste électronique des patients de la matinée ; pour la première fois, je suis passé officiellement de l'autre côté de la barrière.

Être assis là pour attendre ma première consultation en cancérologie est un bouleversement. Dans ma tête, le cancer, c'était pour les autres et, en tant que médecin, une blouse blanche m'en séparait. Comme oncologue, j'ai appris la nécessité d'une certaine approche dans le dialogue avec le patient. J'ai fait de nombreuses conférences sur la manière d'annoncer le diagnostic et de faire comprendre et accepter à la famille ainsi qu'au patient que la fin est proche. De discuter avec eux d'objectifs réalistes centrés sur le ressenti de la personne atteinte. D'oublier les buts lointains quand les traitements ont peu fonctionné, puis de passer à une autre étape, celle où il est important de mieux cibler la douleur. De prévoir le retour à la maison, de dialoguer avec la famille et les amis, puis d'évoquer les soins palliatifs.

Fort de cette expérience, suis-je mieux préparé à ce qui m'arrive ? Que m'ont appris toutes ces années au contact de personnes atteintes de cancer quand aujourd'hui le candidat, c'est moi ?

Je me rappelle le commentaire d'un prêtre qui, dans mon adolescence, m'avait raconté la visite qu'il avait faite à son archevêque malade et hospitalisé à l'hôpital d'Aix-en-Provence. Après les salutations d'usage, connaissant l'énergie particulière de cet homme d'Église, le prêtre avait évoqué un rétablissement rapide. L'archevêque, qui avait visité et écouté de très nombreux malades, lui répondit que le mieux était de ne pas trop en dire. Il connaissait toutes les ficelles du métier ainsi que les formules bienveillantes à adresser dans de tels cas. Comme réponse à la question sur son état de santé, il avait cité l'Évangile selon Matthieu : « J'étais malade et vous m'avez visité. » (25 : 36-38) La simple présence, *être là*, est souvent largement suffisante.

Quand le destin frappe à notre porte, comment faire face à l'inconnu ? Je ne suis pas sûr qu'il existe de recette toute faite, même pour un soignant ou un homme d'Église. Dans mon cas, le vrai changement consistera à accepter de me faire aider et de ne plus aider les autres. C'est beaucoup plus difficile qu'il y paraît pour les soignants et, par extension, pour tous les pourvoyeurs de soins comme les parents ou les conjoints. Je vais devoir reconnaître et accepter ma vulnérabilité, accepter de dépendre des autres. Oublier le dogme tant idéalisé de l'autonomie et de son équivalent américain, l'*empowerment*.

C'est mon tour, je suis appelé par l'urologue. Je me présente. Nous nous sommes rencontrés quelques fois, lors de réunions de recherche, mais nous nous connaissons peu. Nous partageons pourtant le même intérêt pour la recherche dite translationnelle, qui tente de faire le pont entre la recherche au chevet des patients et celle effectuée en laboratoire. Ce chirurgien-chercheur est le président de l'Association des urologues du Canada et participe à l'élaboration des guides thérapeutiques pour le cancer de la prostate. Je ne pouvais pas mieux tomber.

Dans son regard, je prends immédiatement conscience que je suis devenu une autre personne qu'un médecin malgré mon aspect en bonne santé et ma blouse blanche. Après les questions d'usage lors de la première visite médicale, il me confirme qu'une augmentation rapide de la PSA requiert de faire des analyses, en commençant par l'examen si redouté de la prostate, le fameux toucher rectal. C'est un peu un rite de passage pour les patients, et les étudiants en médecine le décrivent comme « le doigt de Dieu », en référence à la célèbre fresque de Michel-Ange sur le plafond de la chapelle Sixtine, au Vatican. Au Canada, la technique pour réaliser cet examen intime consiste à faire étendre le patient sur le côté, en chien de fusil et face au mur, ce qui permet d'exposer l'anus à l'examinateur. Pourtant, ce jour-là, l'urologue me demande de baisser pantalon et culotte, de mettre les deux mains sur la table d'examen, les pieds écartés et à distance de la table. Cette méthode ressemble plutôt à celle des policiers américains pour fouiller un suspect sortant de sa voiture. Le lubrifiant est mis sur le gant et l'inspection intérieure débute, de droite à gauche, puis le doigt scrutateur est retiré. Il me demande si j'ai eu mal, je ne sais que répondre après cette première visite dans mon intimité ; cette nouvelle sensation viscérale est dure à définir par un cerveau non préparé. Je lui réponds machinalement que non, je n'ai pas eu de douleur. Mais je pense aussi que plus de lubrifiant n'aurait pas été de refus pour cette première pénétration.

Le médecin me dit que l'examen de la prostate est tout à fait normal, que c'est un examen simple, pas toujours accepté socialement, mais qui est fièrement défendu par les étudiants en médecine. Ce sont les fameux guides thérapeutiques, piliers de la nouvelle pensée médicale toute prête et standardisée, où ils répètent en chœur que la mesure de la PSA peut conduire à de nombreux tests futiles et ne change que peu le taux de survie. Dans mon cas, si cet examen de la prostate avait été le seul, il n'aurait conduit à la découverte de mon mal qu'au stade de métastases, forme incurable encore à ce jour de cette tumeur.

Heureusement, ma PSA a parlé. À cause de sa rapide élévation, le médecin m'explique que la prochaine étape sera d'effectuer une résonance magnétique pour voir la tumeur.

L'expert, c'est lui, et je lui donne mon accord tout en lui réitérant ma pleine confiance. Je ne vais pas chercher à connaître les derniers résultats du dernier congrès d'urologie ; je vais suivre ses consignes et souhaite être un bon patient.

Dans la relation entre médecin et patient, la tendance qui nous vient des États-Unis propose de tout expliquer à ce dernier pour qu'il prenne une décision éclairée. Être le maître de son destin constitue le point essentiel. Cela reflète une relation de type contractuel entre un client et un commerçant, où toute idée paternelle ou paternaliste n'a plus sa place. J'accepte cette approche, mais je déplore que toute la responsabilité de ce qui adviendra repose sur le patient. C'est parfait quand tout va bien, mais difficile en cas de complications. Le médecin pourrait aisément répondre au patient qui se plaint : « Vous étiez prévenu que ce type de complication était attendu dans un certain pourcentage de cas. » Quant à moi, je préfère une approche de type restaurant japonais, *Omakase,* qui signifie « le choix du chef ». Dans cette approche, le client et ses convives acceptent avec confiance de se faire servir un repas selon l'humeur du chef et l'arrivage de poissons. Évidemment, elle nécessite de connaître au préalable la réputation de l'établissement et de son chef.

C'est cette approche dont je souhaite bénéficier, aller là où me mènera ma PSA, à la rencontre des différents médecins, radiologues ou chirurgiens dans les mois qui viennent. La mise en bouche ici consiste donc à passer un examen de résonance magnétique.

Entre résonance et transparence

Le moment de vérité sur la nature de l'élévation de ma PSA va avoir lieu. N'ayant aucune douleur et donc aucun signe de prostatite infectieuse, il peut s'agir soit d'une hyperplasie bénigne de la prostate (HBP), soit d'un cancer. L'HBP affecte le plus souvent les hommes de plus de cinquante ans et se manifeste par une limitation du flux urinaire, les obligeant à forcer pour uriner sans bien vider la vessie. La conséquence est bien connue : on se réveille plusieurs fois dans la nuit pour aller aux toilettes et on en met aussi un peu en dehors de la cuvette.

Le traitement de la HBP est simple, fonctionne bien et possède un nom qui lui va très bien : le flomax (chlorhydrate de tamsulosine). Ce médicament agit sur le plan neurologique en bloquant certains récepteurs alpha adrénergiques de la prostate et de la vessie. Pour ce qui me concerne, n'ayant aucun symptôme autre que l'augmentation rapide de ma PSA, en mon for intérieur, je sens bien que c'est sûrement un cancer qui se développe.

Suivant les recommandations de l'urologue, je me présente par un beau dimanche ensoleillé de septembre à 9 h du matin à l'hôpital dans lequel je travaille. J'ignorais que des rendez-vous pour résonance magnétique étaient donnés le samedi ou le dimanche, en dehors des urgences.

Seul dans cette vaste salle d'attente, je suis appelé très rapidement par le technicien. Après avoir vérifié mon identité et ma date de naissance, il me demande de confirmer par deux fois l'absence de toute prothèse, y compris oculaire et pénienne, et d'éventuelles balles de pistolet qui n'auraient pas été retirées. La présence de métal dans le corps, précise-t-il, se mettrait immédiatement à brûler durant l'examen. Il m'invite à retirer tous mes habits ainsi que ma montre, mon alliance et ma chaîne de baptême avec la médaille de la Vierge Marie qui ne me quitte pas depuis soixante-cinq ans. Je dépose tous mes habits dans un casier que le technicien ferme avec un cadenas et dont il garde la clé. Je me retrouve nu et il me donne une jaquette.

Il m'informe qu'il n'est pas infirmier, mais qu'il possède un diplôme de *piqueur* c'est pourquoi il peut m'injecter le gadolinium, un produit colorant qui permet de bien voir les organes lors de l'examen. Après avoir reçu l'injection de colorant, je découvre la superbe machine toute blanche et dotée d'un tunnel en son centre dans laquelle je vais devoir pénétrer. Le technicien me fait mettre des bouchons dans les oreilles qui me rappellent ceux utilisés lors de mon unique visite au Grand Prix de Montréal de formule 1 sur le circuit Gilles-Villeneuve. Je suis surpris qu'il me demande de porter, par-dessus les bouchons, un casque audio pour atténuer encore plus le bruit de la machine. Je commence à m'inquiéter. Jamais les patients auxquels j'ai prescrit cet examen ne m'en ont parlé. Je m'allonge sur le plan horizontal de la machine et tiens dans la main droite une poignée de secours pour sortir du tunnel si quelque chose se passe mal ou si je ne supporte plus l'enfermement. Le technicien commence la manipulation et le plan sur lequel je suis allongé s'enfonce dans le tunnel. Aucune lumière dans la machine et bien peu d'espace entre mon front et le cylindre dans lequel je suis inséré. Pas de douleur, mais le bruit est très fort malgré ma double protection. Je comprends que certains patients puissent refuser ou demander à sortir rapidement de cet endroit où semblent avoir lieu des explosions à répétition, comme des coups de grisou. Au bout de quelques minutes, le bruit devient moins angoissant, mais l'inconfort et l'inquiétude continuent de monter et je tente de me raisonner, me disant que tout cela est pour mon bien.

Après cinq minutes d'adaptation, j'ai l'impression d'être immergé dans un bain flottant, avec une absence de stimulation des sens, entrant dans un face-à-face avec moi-même, comme dans un état de méditation. Me revient alors une expérience vécue lorsque j'avais dix-neuf ans. J'étais en première année de médecine et j'avais participé, pendant mes vacances d'été à San Francisco, à un stage de croissance personnelle de type Gestalt-thérapie dans le magnifique parc national de la Sierra Nevada. En français, le mot *Gestalt* signifie « modèle », « patron », « figure » et, à l'inverse d'une approche freudienne focalisée sur le lointain passé, cette approche psychologique est centrée sur le temps présent. Elle fut développée par le psychiatre et psychanalyste Dr Friedrich Perls, qui avait fui l'Allemagne nazie pour les États-Unis, et utilise des techniques d'approfondissement de la conscience dont l'objectif est de faire ressortir des émotions difficiles à affronter.

À l'heure actuelle, des compagnies telles qu'Ovarium à Montréal utilisent des bains flottants pour reproduire ces techniques. Ces bains sont maintenus à la température du corps, enrichis en sels minéraux – ce qui permet de flotter comme sur la mer Morte –, et recouverts d'un dôme qui annule toute stimulation visuelle et auditive. Il existe aussi une version un peu édulcorée où l'on peut faire jouer, dans ce nouvel utérus, une musique *New Age* pour mieux lâcher prise et se faire emporter vers d'autres rivages.

Sans m'en rendre vraiment compte, dans le calme de ce dimanche matin, je me suis enfoncé en moi-même, dans ce silence des sens où même le bruit de la machine devenait apaisant comme le bruit régulier de vagues venant s'échouer sur des rochers. J'ai vécu une grande paix accompagnée d'une sensation fusionnelle avec l'univers, « une expérience océanique », aurait dit Freud. Après ce véritable séjour intra-utérin, la table sur laquelle je suis allongé bouge et je sors du tunnel. Comme Job, « je suis sorti nu du ventre de ma mère et nu j'y retournerai. » (1 :21)

Le technicien me demande comment je me sens, je lui communique mon enthousiasme d'avoir vécu une telle expérience au plus profond de moi pendant un temps que j'estimais à vingt-cinq minutes. Il paraît surpris de ma réaction. Je ne pense pas à lui demander s'il a bien vu la tumeur et s'il y a des métastases. Officiellement, un technicien n'a pas à donner une interprétation des images ; seul le radiologue est habilité à le faire. Je sais que parfois, s'il n'y a rien d'anormal, il rassure le patient en lui confirmant qu'il n'y a pas de lésions. Le mien réagit seulement sur mon commentaire de voyage intérieur en me confiant que lui, c'est la promenade solitaire en forêt dans les Laurentides qui lui procure cette sensation de plénitude et de fusion avec la nature. La forêt n'est-elle pas la gardienne du silence ? Il partage en cela un point commun avec la poétesse québécoise Hélène Dorion, qui écrit dans *Mes forêts* : « Quand je m'y promène, c'est pour prendre le large vers moi-même. » Le technicien me donne la clé du cadenas et je me rhabille dans ce nouvel état postépiphanie. Je suis dans une telle paix que j'en oublie ma montre, ce qui ne m'était jamais arrivé.

Le lundi matin, je repasse par le service de résonance magnétique et retrouve ma montre avec une grande joie. Je ressens aussi de la gratitude en me disant que cet examen, qui déploie une très haute et coûteuse technologie, est couvert par l'assurance maladie du Québec. C'est tout de même magnifique qu'une société permette l'accès à ce matériel si sophistiqué pour tout le monde, quel que soit son niveau de vie.

Ma joie est de courte durée toutefois puisque le résultat des images de la résonance magnétique est sans équivoque : une tumeur a élu domicile dans ma prostate. L'urologue me confirme la nécessité d'effectuer une biopsie.

Les douze coups de minuit

On me donne un rendez-vous un vendredi après-midi du mois de janvier, à 14 heures, juste après la fin de ma clinique du matin. Cela m'arrange bien puisque je peux voir mes patients puis me rendre directement à la clinique de chirurgie externe.

J'attends très peu et suis appelé par une infirmière qui me reconnaît. Nous avions travaillé ensemble à l'ancien Hôpital Royal Victoria, avant le déménagement. Je ne la reconnais pas tout de suite avec son masque de protection contre la COVID-19. Je découvre ses tatouages qui remontent au haut de son cou, ce qui est peu commun chez les infirmières de cet hôpital. Elle me dit qu'elle ne les avait pas auparavant et me fait entrer dans une pièce dévolue aux biopsies de prostate, une salle isolée qui possède ce qu'il y a de plus précieux : une toilette et un placard pour mettre ses vêtements. Une fois déshabillé, nu sous ma jaquette, elle me demande de m'installer sur ce qui me semble être un fauteuil gynécologique muni d'une paire d'étriers qui permet d'avoir les pieds en l'air et l'anus bien en vue. Dès que je suis installé, un médecin pénètre dans la salle. Il se présente et m'informe qu'il va réaliser sous anesthésie locale de multiples biopsies de ma prostate avec une nouvelle méthode plus utilisée en France qu'au Canada. Cette méthode consiste à faire passer l'aiguille de la biopsie autour de l'anus vers la prostate, et non à l'intérieur du rectum, afin de réduire le risque d'infection. Comment dire non à une telle invitation ! Cet urologue me déclare que pour bien localiser la coupable prostate, une sonde échographique va m'être introduite par l'anus dans le rectum. Pour cela, je vais devoir maintenir dans ma main mes testicules et mon pénis afin de lui laisser le champ libre durant l'opération. Allons-y me dis-je. Dans la position où je me trouve, cela devrait passer comme une lettre à la poste et il ne devrait pas rater sa cible. La sonde installée dans le rectum, l'anesthésie locale avec la xylocaïne débute. Cela pique un peu. L'utilisant moi-même pour faire des biopsies de moelle osseuse à mes patients, j'en connais bien la valeur anesthésiante. Comme attendu, une quarantaine de secondes après, j'ai la sensation de contact avec l'aiguille de biopsie, mais sans douleur. Le médecin passe la première aiguille pour la ponction et parcourt six à sept centimètres dans la chair autour de l'anus. L'aiguille possède un système de gâchette permettant de couper un bout de prostate et donne une vibration semblable à celle d'un tir avec un pistolet à flèches. La biopsie ainsi obtenue est mise dans un tube pour analyses et le médecin y inscrit avec fierté la lettre A, tel un enfant qui aurait pêché son premier poisson. Ce médecin formé à Paris m'informe qu'il faut en faire douze au total et me demande si je sais dans quel ordre ou avec quelle stratégie se font les biopsies pour couvrir l'ensemble du tissu prostatique. Je ne le sais pas, mais je déduis que cela pourrait être en escargot, dans le sens inverse des aiguilles d'une montre, comme pour la numérotation des segments du foie ou des arrondissements de Paris. Il est impressionné et moi, j'en oublie presque que cinq biopsies ont été effectuées. Après la sixième, je commence à trouver cela moins drôle. Je ne parle plus, je ferme les yeux et, avec l'aide de l'infirmière, je me concentre sur ma respiration, comme une accouchée. Le médecin me confirme enfin que les douze biopsies sont terminées et il quitte rapidement la salle.

Douze biopsies avec une sonde rectale, c'est long et je déclare à l'infirmière que j'ai une meilleure idée de ce que peut ressentir une femme agressée, pénétrée contre son gré. L'infirmière est troublée par mon commentaire. Elle me confie alors que le tatouage qu'elle porte au niveau du cou a été fait après un divorce difficile. J'ai le sentiment d'avoir touché une corde sensible et devine que, quelque part, mon expérience me fait comprendre un peu plus ce que de nombreuses personnes peuvent vivre contre leur gré. Je lui demande ce que les autres patients disent après cette expérience « gynécologique profonde ». Elle me répond que les autres ne disent pas grand-chose. Elle me prévient que je vais avoir du sang dans l'urine et que je dois aller aux toilettes tout de suite pour éviter un caillot. Il m'est difficile d'uriner après l'anesthésie locale. Comme annoncé, mon urine est bien rouge et part en jets, surtout en dehors de la cuvette. Je l'éponge avec le papier servant à s'essuyer les mains et je me rhabille avec difficulté à cause des douze petits trous rouges autour de l'anus, qui ressemble maintenant au drapeau européen dont le cercle d'étoiles aurait changé de couleur. Mais, plus important, ces biopsies sonnent pour moi les douze coups de minuit, la fin de ma vie libre de maladie.

Je remercie l'infirmière, la quitte et retourne soulagé dans la salle d'attente où Gilda se trouve pour me ramener à la maison pour un repos bien mérité.

Le cancer de la prostate se distingue des autres cancers par sa propension à envahir principalement les os en augmentant leur densité. Si la plupart des cancers – comme ceux du sein ou du poumon – peuvent faire des métastases dans les os en les détruisant, donnant une impression à la radiologie d'os de verre ou de trous dans l'os (lésions lytiques), à l'inverse, le cancer de la prostate forme presque uniquement des lésions ostéocondensantes, qui construisent par excès du tissu osseux. Leur image sur une radiographie est caractéristique et explique leur surnom d'*os de marbre.* Les métastases osseuses de la prostate ciblent principalement le bassin et les vertèbres.

Pour pouvoir m'opérer, le chirurgien urologue m'informe que je dois passer une scintigraphie osseuse pour vérifier si je n'ai pas de métastases. Je suis surpris ; je ne m'y attendais pas. Je pensais que le résultat de la résonance magnétique montrant une lésion limitée à la prostate sans lésions osseuses associées serait suffisant pour aller tout droit vers la prostatectomie.

Et si c'était la fin ?

Un moment, la panique m'envahit. Pourquoi un tel examen ? Le chirurgien pense-t-il que mon cancer pourrait déjà être associé à des métastases et donc à un statut incurable ? Je ne lui pose même pas la question, par peur de sa réponse.

Un doute nouveau m'habite, qui va durer trois longues semaines. Discrètement, j'en parle à mon fils aîné, Bertrand, médecin oncologue au CHUM qui, lui aussi, pour ne pas faire face à ses émotions, se cache derrière les guides thérapeutiques de ce cancer.

C'est à ce moment que je conçois l'idée de ma propre fin. Si j'avais annoncé à plusieurs personnes mon cancer limité à la prostate, à ce moment-là, je ne me confie qu'à mon épouse. Notre vie peut prendre tout d'un coup un tournant majeur. Cette épée de Damoclès me fait prendre conscience de ma finitude et de ma vulnérabilité ; c'est moi qui suis touché. Alors que j'ai souvent côtoyé et accompagné les autres dans la mort, j'ai peur. Peur pour moi. Je me sens impuissant face à ce qui m'arrive. Bien sûr, comme idée, la mort était présente dans ma vie. Je ne cesse d'ailleurs de dire qu'il faut s'y préparer, mais là, je ne m'y attendais pas !

Je repense à ma vie. C'est dur de faire face à sa propre mort, de penser que tout va s'arrêter et, surtout, finalement, d'en parler pour de vrai, même aux personnes desquelles on est proche. À certains moments, comme pour me la rendre plus palpable, j'en parlerai avec dérision.

Je repense à la dernière version de notre testament, que nous avions fait modifier, ma femme et moi, avant la mort de mon père, alors très fragile avec ses quatre-vingt-douze ans. Nous avions choisi une avocate spécialisée en héritage pour les Franco-Québécois. Petite par la taille et grande par son autorité, elle nous avait fait, du haut du dix-huitième étage d'un bel immeuble du centre-ville de Montréal, un long exposé. Rehaussée par de belles chaussures à semelles rouges et à talons aiguilles, elle nous avait décrit les différentes législations concernant notre futur héritage et donné force détails sur les différentes taxations entre la France, le Canada et le Québec. Contrairement à la France, où l'on ne peut déshériter ses enfants, elle m'avait informé de la très grande liberté que permet le Québec et nous avait aussi invités à prendre des dispositions sur notre fin de vie. Elle nous avait demandé de nommer lequel de nos enfants déciderait de notre sort dans le cas où ma femme ou moi ne serions plus conscients. Après que nous l'avons eu informée de la profession de nos trois enfants, elle avait proposé que ce soit notre fils aîné, Bertrand, l'oncologue du CHUM aguerri à ce genre de situations, qui soit le maître d'œuvre. Après quelques secondes, Gilda avait brisé le silence et proposé que ce soit plutôt nos trois enfants qui décident. Cette contre-proposition me convenait : ils décideraient ensemble et devraient pour cela discuter de leur vision de la vie et surtout de la mort. Notre très dynamique avocate m'avait ensuite demandé si je tenais à donner, comme la loi le permet, une partie de l'héritage à l'Université McGill pour en faire une chaire de recherche. Très surpris de nouveau par la grande liberté qu'offre le Québec sur les règles de l'héritage, je lui avais répondu mécaniquement que non et que je verrais cela plus tard.

Le mandat de cette avocate lui donnait toute licence pour aborder avec audace et enthousiasme ma future disparition. J'en avais été paralysé, tout en faisant bonne figure car, me sachant médecin, elle était persuadée que ce sujet devait m'être familier. Sa liberté de parole était en outre étayée par son expérience professionnelle dans la gestion des conflits familiaux inhérents à tout héritage.

Avant de retourner chez notre avocate pour signer les fameux documents finaux, nous avions réuni nos enfants pour leur annoncer nos décisions testamentaires. Nous leur avions expliqué que nous leur laissions la liberté de faire pour le mieux, sans imposer aucune règle.

Cette attitude peut donner l'impression que nous reportions sur nos enfants les choix les plus déchirants, mais je ne pouvais alors m'empêcher de penser à ce que je vivais dans mon travail. Au fil des ans, j'avais été exposé à de nombreux drames familiaux souvent liés aux dernières volontés du mourant ou à son testament. Ceux qui restent veulent respecter le désir du mourant à la lettre, par fidélité. Des situations terribles peuvent en résulter, imposant des choix cornéliens.

Je repensais à cet homme d'affaires de soixante-trois ans, qui avait tout réussi professionnellement et qui avait été aussi triathlète et comblé par une belle famille. On lui avait diagnostiqué un glioblastome, un type de tumeur cérébrale qui règle votre sort en moins de six mois. Révolté, ne comprenant pas ce qui lui arrivait après avoir tout fait correctement, tout réussi, il avait pour la première fois l'impression de perdre le contrôle de sa vie. Cette situation lui était intolérable d'autant que, petit à petit, il perdait l'usage de la parole et ses souvenirs. Cette déchéance lui était insupportable et il avait choisi de demander l'aide médicale à mourir. Après en avoir discuté avec ses médecins et avoir rencontré un psychiatre qui n'était pas impliqué dans ses soins, il avait signé tous les documents et fixé la date de son grand départ. Il avait refusé toute discussion avec son épouse et ses enfants, car seule comptait alors pour lui la date fatidique. Ce jour arriva, sa famille l'avait accepté, car cet homme décidait toujours de tout. Sa femme, ce terrible matin, lui demanda de se préparer pour qu'ils se rendent à l'hôpital. Il lui demanda si elle était sûre que c'était le bon jour et si elle pouvait lui rappeler quel spécialiste il allait rencontrer. Sa femme était sidérée, désespérée même ! Elle était confrontée au plus grand des dilemmes : rester fidèle au choix de son mari quoi qu'il arrive, ou s'adapter à cette situation inattendue. L'expansion de la tumeur cérébrale ne permettait plus à son mari de comprendre la situation. Je ne saurai jamais si l'aide médicale a été appliquée en pleine conscience ou non. Ce qui est sûr, c'est que son départ a bien eu lieu ce jour-là.

Des expériences de ce type sont plus courantes qu'on le pense. Nos dernières volontés peuvent empoisonner la vie de ceux qui restent et, en ce qui me concerne, je veux donner à ceux qui m'aiment et m'entourent toute liberté de manœuvre. Ma devise est : « Faites pour le mieux, restez unis, et ainsi soit-il. »

Devant l'avenir peu réjouissant qui s'offre à moi, le souvenir d'avoir planifié ma mort me revient en plein visage. Ce qui me semblait relever de la fiction deviendra ma réalité si l'on découvre des métastases osseuses.

Les os sont-ils atteints ?

Trois semaines plus tard, un mardi matin, je passe cette scintigraphie, aussi appelée médecine nucléaire. Pour moi, ce nom évoque le vieux film en noir et blanc d'Alain Resnais, *Hiroshima mon amour*, tiré du roman de Marguerite Duras plutôt que la récente minisérie de HBO consacrée à Tchernobyl. Comme un vieil habitué, je me déshabille, place ma montre et ma bague bien à l'abri dans la poche droite de mon pantalon que je roule méticuleusement en boule pour que rien ne s'échappe.

À la différence de la résonance magnétique, ce n'est pas du gadolinium qui est injecté, mais du calcium faiblement radioactif. Tiré d'un tube en plomb qui évite toute irradiation pour le personnel, le produit m'est immédiatement injecté. Ce produit, marqué par sa radioactivité, va rapidement aller se coller dans les os les plus en demande de calcium. L'appareil de scintigraphie filme le marqueur radioactif et révèle si un os se régénère ou devient ostéocondensant, comme dans les métastases du cancer de la prostate. Encore une fois, ma jaquette et moi nous allongeons sur le plan horizontal qui s'apprête à entrer dans le tunnel pour filmer ma radioactivité.

Je suis un peu moins détendu que lors de la résonance magnétique, car cet examen n'a pas pour but de savoir s'il y a une tumeur dite primaire – dans la prostate, dans mon cas –, mais de vérifier s'il y a des métastases. La présence d'une seule d'entre elles donnera à mon cancer le respectable statut d'incurable, et alors, le seul objectif sera de prolonger ma survie avec une combinaison d'hormonothérapie et de chimiothérapie. Je me dis que les métastases sont possibles, bien que peu probables dans mon cas.

J'arrive lentement à me détendre et une phrase du philosophe et écrivain Éric-Emmanuel Schmitt me vient à l'esprit : « Dans notre monde où l'idéal de domination et de maîtrise prédomine, l'accès à l'irrationnel nous semble fermé. » Avec une telle phrase en tête, je ne pense pas vivre une *élévation irrationnelle* comme lors de ma résonance magnétique. Finalement, j'arrive à me détendre à l'intérieur de la machine et me laisse aller sans trop penser. Soudain, sortie de nulle part, la radiologue avec laquelle nous révisons tous les cas de patients cancéreux dans le cadre des rencontres interdisciplinaires du mercredi matin vient me parler. Je ne savais pas que le radiologue devait être présent au moment où les images sont filmées. Elle me demande avec beaucoup de gentillesse et de fermeté si j'ai des douleurs osseuses au niveau des côtes. Je lui réponds que non, mais que j'ai eu des côtes cassées à gauche lors d'une chute à vélo sur la glace il y a presque vingt ans. Elle disparaît sans rien dire. Cette visite probablement amicale et confraternelle m'a glacé. Je me raisonne et trouve peu probable d'avoir des métastases costales sans autres lésions au niveau du bassin ou des vertèbres. Je sors de cette belle machine, le technicien m'accompagne dans la salle d'attente et me dit que le compte rendu sera signé dès le lendemain. Cette information est à la fois rassurante et angoissante puisque le temps moyen d'un compte rendu est d'environ une semaine pour un rapport radiologique non urgent. S'agit-il d'une faveur que l'on me fait ou simplement d'un travail bien mené et efficace ?

Je me rhabille en prenant soin de ne rien oublier et retrouve immédiatement mon statut de médecin en enfilant ma blouse blanche. Je retourne à ma consultation et à mes patients. La meilleure façon d'attendre les résultats est d'entrer dans le tourbillon d'une journée normale. Retour à la maison, repas, puis je me couche directement. À nouveau je me pose la question de la présence de métastases. Le mal est-il déjà rendu hors de la prostate ? Me revient à l'esprit le rapport de la résonance magnétique qui stipule qu'en zone postérieure il y a une partie floue qui *pourrait* correspondre à une extrusion, une sortie du tissu cancéreux en dehors de la capsule prostatique. L'utilisation du conditionnel dans le texte du rapport me rassure.

Si, face à des résultats divers, le médecin – et c'est tout un art – doit interpréter et proposer un plan d'action, mon statut de médecin-patient ne m'aide pas beaucoup. Et puisque j'ai décidé, dès l'annonce du diagnostic, de faire confiance, de me laisser guider par une équipe de médecins dont je connais la haute valeur et de ne pas essayer de tout contrôler, j'arrive enfin à m'endormir. Pourtant, le lendemain, depuis mon ordinateur de l'hôpital, je ne peux m'empêcher d'ouvrir le fameux système Oacis qui contient les dossiers informatiques des patients et tape mon nom : Jean-Pierre Routy.

Le résultat est là. Hypercaptation du calcium au niveau de l'épaule droite évoquant une bursite. Quel soulagement ! J'appelle Gilda pour la rassurer. Même si je n'ai pas mal à l'épaule, ces images sont très sensibles et révèlent souvent des anomalies minimes qui ne sont pas perçues par le patient. Je ne pense pas que notre prostate située si bas puisse donner des métastases si haut sans en laisser quelques traces au niveau du bassin ou des vertèbres.

Cet accès direct aux résultats peut représenter un danger et une source d'angoisse. Je me retrouve seul devant des données qui doivent être interprétées dans le contexte singulier d'un patient singulier, et cela n'est pas sans me rappeler ce que les catholiques reprochaient aux protestants au moment de la Réforme. Pour ces derniers, tout croyant peut interpréter seul le texte de la Bible, sans l'aide d'un prêtre. Or, est-ce une si bonne chose ? Ne vaut-il pas mieux avoir un tiers expert qui peut interpréter, avoir un certain recul et prendre en charge une partie de l'angoisse qui nous traverse devant tout événement marquant de notre vie ? Cette problématique n'est pas anodine et elle occupe aujourd'hui le champ des soins. Doit-on tout dire, donner au patient l'accès à ses résultats afin qu'il jouisse du libre arbitre quant aux décisions à prendre pour ses propres soins ? À l'inverse, peut-on s'improviser expert après quelques lectures de sites Web ou l'écoute du témoignage d'un proche ayant eu un problème médical similaire ? Rappelons qu'il faut plus de dix ans pour devenir médecin spécialiste et que l'expérience constitue une sacrée partie de la formation.

Le surlendemain, un courriel du chirurgien me donne la date de l'intervention. Le 22 mars 2023, ma coupable prostate sera enlevée. Cela confirme le résultat de la scintigraphie, interprétée cette fois par le chirurgien : pas de métastases. Enfin, un plan d'action et une date butoir ! Le chirurgien m'avait indiqué qu'il existe une autre option, celle de la radiothérapie locale associée à une hormonothérapie d'au moins deux ans. Ici, il faut entendre *hormonothérapie* comme une castration chimique avec un médicament antitestostérone. Sans hésiter, j'avais choisi la chirurgie.

Dire tout haut

Annoncer l'apparition d'un cancer à son entourage, c'est un peu comme crier sur tous les toits le titre du livre du philosophe franco-roumain Emil Cioran, *De l'inconvénient d'être né*. Je dois apprendre à prononcer ce mot, cette fois pour décrire un mal intérieur, un mal qui m'est propre. Cela revient aussi à avouer ma première grande défaite, une tache sur le chronomètre de *la vie sans maladie*. La durée moyenne en est de soixante-quatre ans, selon l'OMS. Étant un médecin et m'appliquant toutes les recommandations pour demeurer en santé, j'aurais pensé que mes connaissances me protégeraient un peu plus que d'une seule année par rapport à mes congénères. Ce que je pourrais qualifier de *défaite* s'avère en fait une courte victoire de douze mois sur la moyenne mondiale avant de développer une maladie grave. « Une défaite admise vaut mieux qu'une défaite non avouée », nous rappelle Fritz Zorn dans *Mars*.

Travaillant dans le centre du cancer de mon hôpital, c'est bien sûr là que je souhaite être soigné. Il est donc obligatoire que je puisse annoncer mon état à mes collègues, qui de toute façon vont l'apprendre, que je le veuille ou non. Mes expériences passées durant ma résidence en France, ma formation pour dire la vérité au patient avec le Dr Pretty, la nécessité de rencontrer le personnel hospitalier lors des visites médicales, les rendez-vous pour radiographies et prises de sang m'imposent de toute évidence une sorte de levée d'anonymat de ma condition.

Cette décision est aussi motivée par des histoires dont j'ai été témoin. D'abord l'exemple, éclatant, d'une amie anglaise qui avait annoncé une décennie avant Angelina Jolie l'ablation de ses deux seins pour régler une fois pour toutes son cancer était pour moi l'exemple à suivre. J'y reviendrai. À l'opposé, deux de mes collègues médecins avaient choisi le silence comme solution, ce qui a soutenu ma détermination à partager ce qui m'arrivait.

La première de ces collègues était une femme de cinquante-huit ans qui travaillait à temps partiel avec nous en oncologie. Je la croisais rarement, nos jours de consultation étaient différents. Je l'avais rencontrée amaigrie un jour dans un couloir de l'hôpital, et m'étais enquis de sa santé. Elle allait, m'avait-elle répondu, se faire opérer, mais ne m'avait pas donné de détails. Un an plus tard, je l'avais recroisée et j'avais découvert son extrême maigreur, ce que les médecins qualifient de *cachexie*, un amaigrissement musculaire que l'alimentation ne corrige pas. Ce terme évoque tout de suite un cancer métastatique ou un sida non traité et remplace celui de *consomption* qui était réservé, au XIXe siècle, à la tuberculose. Notre deuxième rencontre n'avait pas ouvert sur un plus grand dialogue ; elle m'avait simplement dit bonjour et avait continué son chemin. Un mois plus tard, elle était décédée dans notre service d'oncologie, quelques heures après y avoir été admise sans que personne soit venu lui rendre visite. N'avoir rien pu lui dire ni lui proposer mon aide avait engendré chez moi et chez les autres médecins un sentiment profond de malaise, voire de culpabilité. D'une certaine façon, en refusant de nous parler de son état, elle avait refusé notre soutien, et je savais qu'elle avait dû se sentir terriblement seule.

J'ai essayé de comprendre son attitude. Elle avait adopté seule, *sur le tard* comme on dit, deux enfants qui étaient devenus adolescents. La raison de son silence pouvait s'expliquer par un souci de les protéger le plus possible du diagnostic et de travailler jusqu'au bout afin de les soutenir financièrement le plus longtemps. J'imaginais les chimiothérapies administrées très tôt ou tard dans la journée, ou encore sous un nom d'emprunt, ce qui est possible si l'on a obtenu l'accord de la direction. Cela se fait pour les prisonniers admis dans notre hôpital : ils prennent souvent le nom de Tremblay. C'était arrivé à un de mes patients qui utilisait ce patronyme si répandu au Québec alors qu'il était originaire d'Haïti.

Mon deuxième collègue qui avait choisi de garder son cancer sous silence travaillait dans un centre hospitalier francophone de Montréal et m'avait choisi comme médecin pour recevoir sa chimiothérapie de façon confidentielle. Il ne voulait surtout pas révéler son état. Je lui avais expliqué qu'il pouvait demander à être soigné sous un nom d'emprunt et lui avais donné le numéro à appeler pour effectuer cette démarche. La date de la visite et du traitement était programmée, mais il n'avait reçu aucune réponse de l'administration. Il en avait ressenti une grande frustration contre les hôpitaux anglophones. Il venait tôt le matin, caché derrière des lunettes de soleil, vêtu d'un manteau très ample et d'une tuque bien enfoncée sur la tête. Une infirmière avait été informée de la situation et avait accepté de s'en occuper seule. Pour limiter ses passages à l'hôpital, un des infirmiers de recherche avait accepté d'aller faire ses prélèvements sanguins à son bureau. Son traitement avait bien fonctionné et tout était rentré rapidement dans l'ordre.

Durant l'été de mes vingt-trois ans, ayant réussi les examens pour passer en quatrième année de médecine, j'avais été accompagnateur d'adolescents français dans le cadre d'un stage linguistique à Chichester, dans le Sussex en Angleterre. Les adolescents et moi-même étions logés dans des familles pour y parfaire notre anglais. Philip était le professeur d'anglais. Grand, maigre avec de fines lunettes dorées qui éclairaient son visage sérieux, il incarnait parfaitement l'idée que l'on se fait du jeune professeur d'anglais. Nos journées étaient organisées autour des cours qu'il nous donnait le matin et mon rôle était de faire l'appel de nos adolescents chahuteurs qui peinaient à arriver à l'heure. Les après-midi, je devais organiser des sorties, des visites touristiques ainsi que des soirées dansantes au sein de l'école. Devant cette tâche considérable, Philip est devenu un allié précieux. Une amitié profonde s'est très vite développée que nous avons entretenue au fil des ans par des visites au sein de nos familles respectives. Philip a fondé la sienne avec Clare, que Gilda et moi apprécions beaucoup.

Philip m'avait écrit en 2014 pour m'annoncer que sa femme avait un cancer du sein lié à son historique familial. Comme la cause était génétique, un fort risque existait qu'un cancer se développe sur l'autre sein.

Après de longues discussions avec Philip et les gynécologues, Clare avait décidé de subir une ablation bilatérale, donc de ses deux seins, sans conservation des mamelons, car un risque de un pour cent pouvait persister. Étant très mince, Clare avait aussi décidé de ne pas avoir de reconstitution mammaire ; sa silhouette fine ne changerait pas. Sa décision reposait sur deux certitudes : une mère qui a un enfant jeune doit vivre, et l'angoisse d'attendre tous les six mois les résultats d'une résonance magnétique lui était insoutenable.

Quelques mois plus tard, Clare m'annonça sa venue. Elle avait été invitée à Montréal et à Toronto pour la promotion de son nouveau livre, *Breastless: Encounters with Risk-Reducing Surgery*. Ce titre possédait déjà une force et une clarté incontestables – *Sans poitrine: faire face à une chirurgie pour réduire le risque* –, mais l'audace de Clare la poussait à aller encore plus loin. Son livre était certes le récit courageux de son parcours face au cancer et à sa décision radicale, mais elle avait décidé de l'illustrer de photos en noir et blanc prises par la photographe Laura Stevens et qui révélaient son thorax vide et ses cicatrices. Au cours de son séjour entre Montréal et Toronto, elle fit plusieurs conférences et, comme Guy Hoffmann, parla en public de l'épreuve qu'elle avait traversée. Clare séjourna trois jours à la maison et nous raconta longuement la transformation de sa vie. Travaillant dans le milieu de l'édition, elle avait décidé de métamorphoser son épreuve en œuvre artistique et en acte militant du droit des femmes. Son expérience dépassait de loin la simple déclaration d'un mal de nature génétique qui bouleverse l'apparence physique. Elle voulait montrer le changement radical de son corps et ses photos faisaient découvrir aux lecteurs une nouvelle beauté semblable à celle des danseuses de ballet où la grande minceur révèle un corps nouveau. Depuis, elle poursuit son travail de militante et vient de publier un nouvel ouvrage de poésie, *Beyond the Gate*. Cet *Au-delà du portail* confirme que sa parole libérée est devenue puissance créatrice. Le travail littéraire de mon amie Clare d'Angleterre me touche profondément et c'est pourquoi j'entreprendrai plus tard, sur les conseils de l'écrivaine québécoise Catherine Mavrikakis, de me lancer à mon tour dans le travail de dire, de partager et de transmettre mon expérience.

J'ai donc décidé de prendre le contrepied de mes collègues médecins qui avaient choisi le silence et l'anonymat et d'annoncer que j'ai un cancer de la prostate localisé, c'est-à-dire sans métastases.

Je propose à Sabina, la secrétaire d'hématologie, que ce soit elle qui le fasse, à la manière d'une note de service aux médecins. Elle trouve l'idée originale, me remercie de la confiance que je lui porte par la révélation de mon mal et s'exécute immédiatement.

C'est terrible ce qui t'arrive !

Après cette annonce, je reçois de nombreux courriels d'encouragement et de soutien de mes collègues, ce qui nous permet de briser le silence imposé par notre malheureuse collègue récemment décédée. Je les remercie et juge bon de rappeler que mon mal est localisé, par opposition à généralisé. Si j'insiste sur ce dernier point, c'est que je me rappelle une sombre histoire qui m'a marqué.

Un de nos patients qui travaillait à la mairie de Montréal avait vécu une situation terrible. Ayant un cancer, il avait dû arrêter de travailler pendant six mois pour recevoir son traitement de chimiothérapie. Trois mois après la fin de son traitement, il était retourné travailler, mais son bureau avait été cédé à un autre employé, la direction ayant jugé qu'avoir un cancer équivalait à ne jamais revenir. En précisant que je n'ai pas de métastases, je signifie que je pense revenir rapidement à mon travail et que je tiens à garder mon poste.

Comme deuxième façon de communiquer au sujet de mon mal, je réponds sincèrement à cette question qui fait notre quotidien : « Comment vas-tu ? » Je réponds que je ne vais pas trop bien. Si je sens une écoute empathique, je partage davantage et cela devient souvent le point de départ d'un échange profond.

Mon annonce entraîne parfois un dialogue riche et nourri qui souvent fait éclater le silence lorsque mes interlocuteurs partagent une expérience douloureuse qu'ils ont vécue. Parfois, cette libération de la parole que je permets malgré moi ne me donne pas la possibilité d'exprimer ce que je vis et je redeviens celui qui écoute. Il m'arrive, en entendant leurs histoires, de me dire : « Mais aujourd'hui, c'est moi le patient, et ce serait à vous de m'écouter. »

Ce qui me fascine, ce sont les types de réactions face à l'annonce. Je les classerais en deux catégories. Première catégorie : « Mon Dieu, c'est terrible ce qui t'arrive, avoir un truc comme ça, oui c'est très dur. » La deuxième : « La prostate, c'est le sort de tous les hommes, on va tous y passer, c'est si fréquent » ou « Mon père aussi s'est fait opérer, et il va bien vingt ans après ». Cette dernière réaction me rappelle la terrible phrase de Joseph Staline : « La mort d'un homme est une tragédie. La mort d'un million d'hommes est une statistique. » Quand il s'agit de soi, on se sent toujours unique !

Entre ces deux catégories de réponses, il y a celle qui me semble la plus appropriée. Elle vient du secrétaire de la clinique externe d'urologie qui me dit : « Tu es à la bonne place. » Ce n'est ni trop dramatique ni réducteur. On peut modifier ou adapter cette réponse en disant : « Tu as le bon entourage, la bonne équipe. » Dans tous les cas, être écouté reste ce qu'il y a de plus précieux quand la vie nous invite contre notre gré à un grand voyage.

Pour avoir une écoute active, il faut parfois poser une bonne et vraie question, pour vivre le *ici et maintenant* avec la personne en quête de dialogue. Les bonnes questions que l'on me pose peuvent se résumer à celles-ci : « Qu'est-ce qui est le plus difficile pour toi en ce moment ? », « Qu'espères-tu ? », « Que crains-tu le plus ? », « À qui en as-tu parlé ? », « Comment a réagi ton entourage ? », « Comment vas-tu réorganiser ton travail ? ».

Certaines réactions ou certains commentaires me surprennent aussi. Ceux qui me disent prier pour moi ou qui m'envoient leurs prières. Cette ouverture sur une transcendance ou sur Dieu me surprend, venant de médecins ou de chercheurs qui ne m'avaient jamais parlé de leur foi ou de leurs croyances. Quant à moi, je discute assez souvent de ma pratique religieuse au sein de l'Église catholique, de certaines conférences que j'ai données sur la santé, les soins palliatifs, le bonheur, le pardon et la résilience. Je raconte avec beaucoup de plaisir mes retraites de silence à Val Notre-Dame, chez les pères trappistes. Je sais que seules trois ou quatre personnes de mon entourage professionnel pratiquent régulièrement et sont actives dans la vie de leur communauté religieuse. Or, la plupart des prières reçues viennent de personnes qui n'ont pas une telle activité, du moins pas à ma connaissance. La science n'a peut-être pas encore tout à fait détrôné la foi. Ce foisonnement de prières que je reçois est pour moi un autre type de soutien.

Quoi qu'il en soit, sans que je puisse toujours répondre à ces questions pertinentes, la divulgation de mon nouvel état de santé me transforme. De médecin, professeur de médecine, chercheur, je deviens une personne malade et ceux dont je dois m'occuper, mes élèves, étudiants ou médecins juniors, deviennent mes patrons ou mes guides. Certains voient cela comme la redistribution des cartes de la vie et considèrent qu'ils doivent me montrer ce que je devrais faire au vu de mon état. D'autres semblent bénéficier de ce coup du sort : ils deviennent mes « boss » et je me plie à leur *desiderata* ou à leurs plans stratégiques pour me remettre rapidement sur pied.

Une aide-soignante m'avoue qu'elle trouve une profonde satisfaction à s'occuper des malades, comme si elle s'occupait d'enfants ou de ses frères et sœurs. Ce dévouement tout féminin qu'elle exprime doucement illustre de façon éclatante l'*essentialisme* (ou *innéisme*) qui affirme qu'il existe des essences propres à chaque être ou à chaque chose.

Pour un médecin, c'est remettre sur le tapis le vieux débat entre l'inné et l'acquis, le biologiquement déterminé et l'influence du milieu et de la culture. De nos jours, ce débat sur le « *care* » (ou *soins globaux*), cette éthique de la sollicitude, représente un terreau fertile pour réfléchir sur la division genrée du soin. Il confronte les féministes dites essentialistes, qui prônent « l'égalité dans la différence », et les féministes anti-essentialistes pour qui la différence entre homme et femme n'est que d'ordre culturel et imposée par un système social de domination exercé par l'homme. Simone de Beauvoir, dans *Le deuxième sexe* (1949), nous le disait déjà : « On ne naît pas femme, on le devient » ; elle paraphrasait ainsi Érasme et son « On ne naît pas homme, on le devient ». Aujourd'hui, certains, comme l'essayiste et journaliste français Patrick Buisson, poussent cette assertion jusqu'à déclarer que « les femmes seraient des hommes comme les autres ».

Je peux témoigner que plusieurs personnes, hommes et femmes, s'occupent vraiment de moi. Comment refuser une telle sollicitude ? Je sens que mon statut de cancéreux ou, mieux, de personne ayant un cancer a redistribué les cartes de la hiérarchie professionnelle et je bénéficie d'un soutien très fort.

La vulnérabilité que je revendique en annonçant mon diagnostic est fort bien accueillie. Certes, je me sens vulnérable et le partage, mais je n'ai pas l'impression de devenir pour autant une victime de la vie. La richesse des échanges qui accompagnent cette annonce me donne une force renouvelée et une confiance dans les relations humaines. Le soutien indéfectible de ma femme Gilda et de mes trois enfants me nourrit. Donner à voir sa vulnérabilité est une richesse qui se forge à l'aune de la confiance.

L'origine du mal

Quelque temps après l'annonce de mon cancer de la prostate, les commentaires sur les causes possibles de mon mal fleurissent. Si Aristote nous dit que « rien ne se produit sans cause », le cancer de la prostate ne doit pas échapper à cette règle.

Or, le philosophe Emmanuel Kant vient un peu troubler la partie en rejetant cette idée. Selon lui, la cause fait partie intégrante de notre entendement et l'on ne peut penser sans passer par la case de la causalité. Cette cause reliée à son effet ne serait pas une composante du réel, mais de l'illusion que nous imposent le temps et l'espace, tous deux *a priori*, structurant ainsi notre expérience du monde. En d'autres termes, avoir la causalité en tête altérerait notre regard sur le monde, elle serait comme une béquille que l'on utiliserait pour rendre notre monde intelligible. Kant inclut un possible libre arbitre comme deuxième niveau de complexité de causalité ; cette liberté serait une interprétation subjective du réel.

Même si mon métier me met théoriquement en bonne position pour connaître sinon les causes (ou « les séries causales », comme le disait David Hume), du moins les facteurs associés à mon cancer, je reçois un grand nombre d'explications non sollicitées sur l'origine de mon mal.

Aristote, Kant ou Hume, ces trois philosophes experts en causalité, peuvent aller se rhabiller. Certains de mes interlocuteurs ont des idées bien arrêtées sur la cause et son effet. Et si « savoir, c'est savoir la cause », toujours selon la formule d'Aristote, alors beaucoup de mes interlocuteurs sont des savants.

Mon premier étonnement est que certains voient dans mon mal un effet indésirable du vaccin de la COVID-19, que j'ai été parmi les premiers à recevoir en tant que médecin. Pourtant, aucun tsunami de cancers à opérer ne semble avoir été évoqué par les urologues. On me parle aussi de l'excès de travail comme cause de ce mal. Plusieurs me disent que ma trop grande implication dans ma carrière ne m'a pas permis d'être à l'écoute de moi-même et de respecter mon corps. Indirectement, j'entends dans ces commentaires qu'à mon âge et ayant bien gagné ma vie comme médecin, il est temps pour moi de ralentir ou de prendre ma retraite. Même si la relation entre stress et cancer est loin d'être établie, ces conseils me troublent. Je ne me vois pas vieillir et je pense encore que j'ai quelque chose à apporter dans le domaine des soins et de la recherche. Suis-je à ce point aveugle ? Ce cancer n'est-il pas un signe que le temps est venu de changer de rythme, de vivre pleinement ma vie sans chercher uniquement à la gagner ?

Une autre explication des causes de mon cancer est la trop grande quantité de sucre contenue dans mon alimentation. Moi qui n'ai pas la dent sucrée, je ne me sens ni le parfait candidat ni coupable. Certains « savants » n'y vont pas avec le dos de la cuillère, si je peux dire. Par exemple, un après-midi que je suis à la maison, un livreur avec le badge de l'hôpital sonne à ma porte et me tend un beau bouquet de fleurs. Je le remercie et lui demande s'il travaille à l'hôpital. Il répond que non, mais qu'il possède une carte spéciale de notre hôpital lui permettant d'entrer par les portes réservées au personnel pour y faire les livraisons. Il me demande pourquoi je reçois ces fleurs envoyées par un service de l'hôpital et je lui confie que j'ai récemment été opéré d'un cancer de la prostate. Il me déclare aussitôt : « C'est le sucre au niveau des cellules, c'est l'effet Otto Warburg. » Je réponds à cet homme dans la cinquantaine que je suis médecin oncologue et que je connais bien cet effet. Je lui explique qu'il y a exactement cent ans que ce biochimiste allemand a publié ses travaux sur les cellules cancéreuses, grandes consommatrices de sucre, et que le cancer de la prostate est un cancer à croissance lente, plus hormonodépendant que *bec sucré,* même s'il est vrai que le surpoids est un facteur de risque. Je lui montre un éditorial que je viens de publier sur cet effet métabolique dit *de Warburg* qui permet aux cellules cancéreuses ainsi qu'aux cellules immunitaires de se multiplier plus vite en volant le sucre aux autres cellules. C'est d'ailleurs par cette avidité au sucre que les cellules cancéreuses se font repérer par le scanner de type tomoscintigraphie par émission de positons (TEP). Cet appareil filme la localisation du sucre radioactif injecté qui est capté en priorité par les cellules cancéreuses et qui sont ainsi dévoilées.

Rien n'y fait, l'homme continue à m'expliquer les conséquences de cet apport de sucre dans les cellules cancéreuses et la nécessité d'une diète faible en sucre. C'est seulement son devoir de livreur qui interrompt notre conversation, ou plutôt son monologue. Il reprend sa casquette, l'enfonce sur sa tête et retourne à sa tâche. J'entends donc toutes sortes d'explications sur les causes qui seraient les grands architectes de mon mal.

Étonnamment, les questions telles que « Pourquoi moi ? » ou « Qu'ai-je donc fait pour mériter ce mal ? » m'habitent moins que ce que j'aurais pu penser. Peut-être parce que je ne souffre pas et que ce cancer n'a été révélé que par une prise de sang. C'est peut-être là la grande différence avec les personnes qui vivent la maladie dans leur corps, car, j'en suis témoin dans ma pratique, ces questions sont bien celles que se posent tous les patients au moment où on leur annonce une maladie grave.

Je pense que mon absence de révolte ou de questionnement sur les causes du mal, je la dois à mon travail de médecin et au type de tumeur qui m'habite. Après tout, pour un médecin, la vraie question serait : « Et pourquoi pas moi ? »

Finalement, je passe facilement du diagnostic au traitement sans m'appesantir sur les pourquoi. Je ne suis pas le plus à plaindre ; j'ai vu des patients mener des combats bien plus grands que le mien, surtout ceux qui avaient de jeunes enfants à charge. Cette terrible phrase entendue une seule fois dans un couloir, prononcée par une fillette de six ans, me revient tel un boomerang : « Maman, je ne veux pas que tu meures ! » Mon combat n'est pas le même puisque ma vie est plutôt derrière moi ; mes enfants devenus adultes, le gros de mon devoir est déjà accompli. Bien sûr, je voudrais vivre quelque temps de plus, sachant que mes deux parents ont franchi allègrement le cap des quatre-vingt-dix ans.

Pour moi, comme médecin, la seule réponse face à la maladie est de m'en débarrasser le plus rapidement possible, en me faisant opérer.

Prélude à la chirurgie

Le jour tant attendu de la chirurgie arrive, je veux me préparer mentalement et mettre, comme on dit, toutes les chances de mon côté. Très aimablement, mes collègues d'hématologie acceptent de me remplacer pour les gardes, y compris pour celle de Pâques, et je fais annuler toutes mes consultations. Ma crainte dans la dernière semaine précédant l'opération n'est pas celle de l'opération ou de ses conséquences, mais son annulation ou son report. J'ai eu tellement de patients qui ont vu leur intervention repoussée plusieurs fois, que ce soit pour une urgence ou sans raison, le plus souvent à cause du manque de personnel au bloc opératoire. Je me raisonne en me disant que, pour l'urologie, il y a peu de situations très urgentes qui pourraient repousser la date fixée pour moi. Les péritonites, les appendicites et les plaies abdominales sont prises en charge par la chirurgie générale ou digestive. En urologie, il y a peu d'urgences en dehors de la torsion du testicule et de la gangrène nécrosante du pénis ou du scrotum, la redoutable maladie de Fournier. Cette dernière est exceptionnelle – je n'en ai vu qu'une dans ma vie – et elle aurait emporté le roi Hérode Ier, dit le Grand, ainsi que l'empereur romain Galère. Les autres interventions comme le drainage de reins bloqués par des calculs ou par une tumeur sont maintenant pratiquées par les radiologues qui sont des médecins capables de monter des sondes un peu partout.

Cette appréhension surmontée, je dois préparer mon apparence physique. Aller chez le coiffeur pour avoir les cheveux très courts devient un désir impérieux. Dès le lendemain, je vais Chez Sophie, dans la rue Sherbrooke Ouest, pour une coupe très courte. La coiffeuse me demande dans quelle île des Caraïbes je vais passer la semaine et me confirme même que le mois de mars est un excellent choix pour partir. Sans me dégonfler, je lui dis que ce n'est pas pour aller vers une destination soleil, mais pour arriver tout propre à mon opération du cancer de la prostate. Elle recule d'un pas et, en personne venant de l'ancienne Europe de l'Est, répond du tac au tac qu'elle a survécu au communisme et que moi, j'allais facilement survivre à ma tumeur. La fulgurance de sa réponse témoigne des souffrances de son passé et je reste coi. Seule la tondeuse électrique habite ce long silence qui est plein, comme une communion.

L'idée du dépouillement me semble nécessaire pour faire face à mon destin de futur opéré. Le titre du livre du théologien belge Gabriel Ringlet me trotte dans la tête : *Vous me coucherez nu sur la terre nue : l'accompagnement spirituel jusqu'à l'euthanasie*. Saint François d'Assise, à l'approche de sa mort, souhaitait reposer nu sur la terre nue. Cette idée ne me quitte plus et me donne des airs de grandeur que l'on ne peut trouver que par le dénuement, condition optimale pour entrer en chirurgie comme on entrerait dans les ordres.

Cela est d'ailleurs magnifiquement résumé par l'écrivain portugais Fernando Pessoa dans *Le livre de l'intranquillité* : « M'avouant vaincu, je m'érige en vainqueur. » Toutefois, François de La Rochefoucauld, dans ses *Réflexions ou sentences et maximes morales* (1665) a écrit bien avant moi : « L'orgueil n'est jamais mieux déguisé que lorsqu'il se cache sous la figure de l'humilité. » Cette idée reflète très bien le désarroi que provoque le passage brutal de médecin bien portant à celui de malade. Pour moi, il s'agit d'apprendre à transiter du statut de pourvoyeur de soins à celui de soigné, de donneur à receveur. Zorn l'exprime très bien dans son roman *Mars* : « Donner est à la portée du premier millionnaire venu, tandis que recevoir un présent avec gratitude, sans éprouver la nécessité d'offrir en retour, dès le lendemain, un cadeau de valeur égale, bien peu de gens en sont capables. »

Comme médecin-malade, je veux être rassuré, décider le moins possible et me conformer à tout ce que l'on me dit. Je l'ai déjà dit : je tiens à me comporter comme un bon patient. Pour surmonter mon amour-propre, je tente de me prendre, comme aurait dit Gérard de Nerval, pour *el desdichado,* le déshérité, et de devenir « le Ténébreux, – le Veuf, – et l'Inconsolé ». Finalement, cette idée romantique de la chute avec l'orgueil en guise de bâton de marche me rassure. Voilà ce qui se passe dans ma tête alors que je me prépare à la chirurgie.

Or, cette préparation ne se résume pas à un conditionnement mental ou à une simple coupe de cheveux. Il faut aussi passer les épreuves physiques que sont les prises de sang, la culture urinaire, l'électrocardiogramme, la visite médicale préopératoire et, bien sûr, à ce moment-là, réussir le test de COVID-19, le sésame obligatoire pour être admis à l'hôpital.

Je franchis tous ces obstacles avec succès, ce qui me donne droit à un prix de mérite : le livret *Ma chirurgie de la prostate.* L'infirmière qui me le remet m'explique les points essentiels de ce qui attend ou peut attendre l'opéré. Elle m'apprend que le matin de l'intervention, je devrai faire un lavement rectal, non pas une, mais deux fois. Je lui en demande la raison et elle m'explique qu'il arrive que, durant la chirurgie, le bistouri aille trop loin et blesse le rectum qui se trouve derrière la prostate. Je comprends donc que moins il y aura de selles, moins il y aura de microbes.

Ce qui me semble le plus important après toutes ces explications, c'est qu'elle inscrit son numéro de téléphone sur le livret pour que je puisse la contacter si nécessaire.

Le grand jour

Le matin de l'opération, vers 5 h, à jeun, j'utilise pour la première fois cette poire en plastique que je dois introduire et presser pour procéder au lavement. À la fin, un bruit de gargouillement, pas de douleur, mais une légère sensation de fraîcheur dans le bas-ventre. Quelques minutes après, l'effet escompté advient, sans être spectaculaire. Je décide de ne pas effectuer la deuxième douche; la première m'a semblé suffisante.

Dès 5 h 45, je ressens un profond soulagement: le moment tant attendu arrive. Je me suis habillé avec des vêtements qui ont peu de valeur et qui pourraient être perdus sans regret durant mon hospitalisation. Je ne prends que mes deux cartes d'hôpital, mon téléphone portable et le grand soutien que me donne Gilda.

Pendant les quelques minutes qui nous mènent de la maison à l'hôpital, le silence règne dans la voiture, ce qui est rare. Cela traduit mon inquiétude et certainement celle de mon épouse. Nous le savons, une opération, ce n'est pas rien. Seul élément positif, je n'ai pas reçu d'appel de l'hôpital pour l'annuler, ouf! Tout devrait se passer comme prévu. Depuis le début de la pandémie de COVID-19 – plus encore que d'habitude –, j'ai été le témoin et le confesseur de nombreux patients qui étaient prêts pour le grand jour, mais qui avaient vu leur chirurgie annulée la veille seulement. Pour plusieurs d'entre eux, aucune explication et aucune date précise n'avaient été fournies. Pire, certains avaient vu leur chirurgie annulée plus d'une fois. Ces annulations, si fréquentes avec l'actuelle organisation des soins de santé au Québec, représentent une véritable violence structurelle. Dans la vie d'une personne, une opération est toujours un moment difficile: il faut s'y préparer, annuler son activité professionnelle, se faire remplacer, accepter les conséquences souvent imprévues, et lorsqu'un simple appel téléphonique vient tout annuler, c'est souvent une terrible épreuve.

Je suis chanceux. Me voilà pour de bon devant la salle d'attente de l'hôpital côté chirurgie, comme prévu, à 6 h 15 du matin. J'ai déjà surmonté la possible annulation. Grande victoire. Je me présente à l'accueil et la secrétaire vérifie plusieurs fois mon identité, en regardant ma photo et en me demandant par deux fois ma date de naissance. Vient ensuite la séparation d'avec Gilda qui m'accompagne, puis on me fait entrer dans une autre salle réservée aux patients. Cela me rappelle mon premier jour à l'école maternelle, où ma mère m'avait accompagné dans la salle d'accueil puis avait disparu, sans explication. Un désarroi similaire m'envahit, je suis seul face à l'inconnu. L'infirmière me demande de me déshabiller et me voici nu comme un ver. Le dénuement au sens propre est immédiatement imposé. On ne garde que le bracelet de l'hôpital. Dans cette salle, que des hommes d'un âge certain. C'est la matinée prostate. On nous demande gentiment de mettre une double jaquette. La première avec l'ouverture vers l'arrière, qui est le port classique, et la seconde que l'on doit enfiler comme un manteau. Nos vêtements et nos papiers sont placés dans un sac poubelle. On nous guide vers la vraie salle d'attente, quittant ce qui n'était que la salle de déshabillage. Nous ressemblons, avec nos jaquettes, à ces bourgeois de Calais qui se sont sacrifiés au XIVe siècle pour sauver la population de la ville sur le point de tomber aux mains des Anglais et que le sculpteur Rodin a si bien représentés. Comme eux, nous marchons vers notre destin. Sous cette double jaquette, la nudité totale. Sans culotte, ni bague, ni bijou, ni montre et surtout sans téléphone, la seule vraie solitude de nos jours. Nous sommes debout et c'est déjà beaucoup, le signe d'une certaine santé. Le stade suivant est d'être couché sur la civière, poussés les pieds en premier comme on le fait en Amérique du Nord. En Europe, seuls les morts ont ce privilège. D'où l'expression « partir les pieds devant ». Ici, on prend un peu d'avance, on voit où l'on va ; en Europe, on voit ce que l'on perd.

Le couloir est tout droit avec au bout une grande fenêtre où le soleil du matin pénètre. La brancardière qui me pousse me demande gentiment de fermer les yeux pour ne pas être ébloui. Je lui réponds que voir déjà la lumière au bout du tunnel, ce n'est pas trop mal.

De ma position de gisant, je vois apparaître les deux grands gaillards qui vont s'occuper de moi : l'urologue et l'anesthésiste. Nouvelles vérifications de mon identité, de ma date de naissance, puis on me demande de confirmer que je viens bien pour une opération de la prostate. Ces nombreuses vérifications peuvent sembler superflues. Or, un des intérêts insoupçonnés de la prostate, c'est qu'elle est unique et centrale. J'y vois donc un grand avantage comparé à ma chirurgie pour hernie inguinale il y a cinq ans où, par plus de cinq fois, j'ai dû répéter qu'elle se trouvait bien à droite. Au moment de monter sur la table d'opération, j'ai encore dû garder ma main posée sur le côté malade.

Les instructions que me donne l'urologue sont claires, simples et professionnelles, je dis oui à tout et signe deux formulaires de consentement : un pour la chirurgie et un pour les éventuelles transfusions sanguines. L'anesthésiste, dans la quarantaine et avec un fort accent parisien, me fait aussi part de ses instructions. Je lui confie que c'est ma première anesthésie générale et que je vais être pour la première fois un vrai malade. Il me déclare être déjà passé par là. Il avait eu une infection virale qui avait évolué en myocardite.

C'est une inflammation du muscle cardiaque qui vous met à terre en quelques heures et qui peut soit disparaître spontanément en quelques jours, soit nécessiter une greffe de cœur. Cette confession entre professionnels me fait grand bien : je ne suis pas le premier à avoir été malade. C'est une grosse évidence, mais cela rassure toujours, même quand on est médecin. Je suis amené dans la salle d'opération qui est toute neuve, magnifique, où je suis accueilli par deux infirmiers et une inhalothérapeute. Cette dernière teste un masque à oxygène qui ressemble un peu à ceux que le personnel de bord présente dans les avions avant le décollage. L'anesthésiste m'injecte un produit par voie intraveineuse, puis plus rien, je dors. Je me réveille quatre heures plus tard dans une nouvelle salle où je retrouve mes compagnons du matin, couchés comme moi sur leur civière. Le plus jeune, âgé de quarante-cinq ans environ, téléphone à son épouse et lui parle de son opération. Ce n'est pas très original, mais ce sentiment d'appartenance à un groupe me rassure.

Je n'ai pas trop mal, c'est le bon moment, le point culminant. C'est fait et mon esprit semble toujours là, comme s'il ne s'était pas passé grand-chose. Pourtant j'ai fait l'acquisition d'une sonde urinaire de type Foley qui va être ma compagne pour la prochaine semaine. C'est la lune de miel.

L'infirmière de la salle de réveil a déjà contacté mon épouse pour lui dire que tout s'est bien passé.

Je suis transféré après au moins trois heures de la salle de réveil à une chambre dans le service d'urologie. Une belle chambre individuelle avec fenêtre et salle de bain avec toilettes. Une infirmière m'accueille, prend ma pression artérielle, fait les prélèvements usuels de narines et de l'anus pour le dépistage des microbes multirésistants dont je pourrais être porteur. Pour lui éviter de perdre son temps à m'expliquer les raisons de ces prélèvements, je lui dis que je suis médecin dans cet hôpital. Elle me répond seulement de lui donner une évaluation de ma douleur sur une échelle de 0 à 10. Je sais, grâce au livret *Ma chirurgie de la prostate* reçu pendant la visite préopératoire, que si je dis 3, je n'aurai pas de morphine, mais que si je dis 4, alors j'y aurai droit. Je réponds 3 et de toute façon nous réévaluerons cela plus tard.

Gilda et mon fils Bertrand viennent me rendre visite, me disent que j'ai l'air bien pour un jeune opéré et me réconfortent avec une soupe miso, seule nourriture que j'ai le droit d'ingérer. Après leur courte visite, ils me laissent me reposer et me souhaitent de rapidement m'endormir.

À 21 h, je ressens une forte douleur abdominale. Personne du service n'est revenu me voir. Je sonne, je sonne, je sonne. La douleur augmente, je tente de me raisonner, personne ne vient. Trente-cinq minutes plus tard, toujours personne. Je pense à court-circuiter le système en téléphonant en tant que médecin au central de l'hôpital pour joindre directement l'urologue de garde afin qu'il vienne. Enfin, une aide-soignante passe devant ma chambre. Je l'appelle et lui fais part de mon mécontentement, de mon souhait d'avoir des médicaments antidouleur, et je m'identifie comme médecin de l'hôpital. Elle va le signaler à l'infirmière qui revient vingt minutes plus tard avec morphine et somnifères, m'expliquant qu'elle est débordée, qu'elle doit s'occuper de sept autres patients. Je comprends vite qu'il n'y a pas que moi. Conversation tendue, je prends tous les médicaments et je suis fort contrarié.

La nuit se passe bien, avec un petit réveil à 4 h du matin puis, dès l'aurore, Gilda vient me rendre visite. Je ne suis plus seul et mange sous son regard approbateur un petit déjeuner dont je ne laisse rien.

Le médecin résident vient me saluer. Il a participé à l'opération et tout s'est passé *by the book*, me dit-il. Il me donne des explications sur la technique qu'ils ont utilisée, avec assistance d'un robot et laparoscopie. Dès que le patient est endormi, on le met en position dite de Trendelenburg, soit la tête en bas et les pieds en l'air, d'où la présence d'une inhalothérapeute en salle d'opération pour surveiller la respiration. Cette position permet que les tripes de l'opéré soient repoussées vers le bas pour mieux découvrir, sous la vessie, la fameuse prostate qu'il faut enlever en coupant un bout de l'urètre, le tuyau qui va de la vessie au pénis. La partie la plus délicate consiste à rebouter l'urètre en le recousant, et c'est là que le robot aide le plus, car son geste est plus précis que celui de la main humaine, me dit le médecin résident.

Pour bien vérifier la qualité du reboutement de l'urètre, on récolte le liquide rougeâtre qui sort du drain opératoire en même temps que l'on fait une prise de sang pour évaluer s'il n'y a pas de fuite urinaire interne. Un bon ratio de la créatinine, marqueur de la fonction urinaire dans l'urine et le sang, signifie qu'il y a absence de fuite au niveau de l'urètre. Le test est bon, le drain peut être enlevé et le patient retourner à la maison le jour même.

C'est mon cas et le moment est donc venu d'être éduqué par l'infirmière sur l'art de vivre avec une sonde urinaire et ses deux poches : la petite pour le jour et la grande pour la nuit. Avec cette sonde, je me sens comme un bateau qui resterait accroché à son ancre. J'ai besoin d'aide pour gérer tout cela et maîtriser les trois phases : l'installation, le changement et la vidange. Je dois apprendre à bien manipuler et vider ces poches, m'assurer de les garder toujours plus basses que ma vessie afin que l'urine ne retourne pas à sa source.

À 10 h du matin, mon équipe du laboratoire me rend visite dans la chambre. Je suis heureux qu'Angie, Josée, Lisa et Stéphane me trouvent bien et de les savoir si proches de moi me réconforte. Je veux donner une bonne image et partage avec eux la bonne nouvelle de mon retour à la maison en après-midi. Peu de temps après, visite de mon fils Grégoire qui semble rassuré de me voir prêt à rentrer à la maison. Je reçois les documents de départ, la feuille de rendez-vous pour que l'infirmière enlève la sonde dans une semaine et pour revoir le chirurgien dans trois semaines. Je suis heureux de pouvoir rentrer si tôt, mais la difficulté technique est de pouvoir marcher jusqu'à la voiture garée dans le stationnement de l'hôpital. Pas de doute pour mon fils Grégoire, il faut aller chercher un fauteuil roulant parmi ceux qui se trouvent à l'entrée de l'hôpital. Je parviens avec lenteur et le soutien de Grégoire à me rendre jusqu'à la porte principale de l'hôpital. Avec attention, je m'assois dans un de ces fauteuils et me voilà poussé vers la voiture, comme un infirme. C'est aussi une étape, de voir la vie à hauteur de fauteuil roulant et d'être dépendant de la personne qui vous pousse. Je pense à tous ces patients qui sont passés par là avant moi et surtout à ceux qui y sont toujours. Je prends conscience que l'on pourrait améliorer partiellement le sort des personnes en fauteuil roulant en améliorant l'accès à des fauteuils avec moteur électrique, ce qui les libérerait au moins de la dépendance de celui qui pousse.

Seule la peintre mexicaine Frida Kahlo qui, au soir de sa jeune vie, ne se déplaçait qu'en fauteuil ou en lit roulant, pouvait avoir la force d'écrire : « Pourquoi ai-je besoin de pieds, puisque j'ai des ailes pour voler ? »

Retour à la maison

Home sweet home. Je prends place dans mon lit. Une chaise est posée à ma droite, du même côté que ma sonde urinaire qui est solidement attachée avec un ruban adhésif sur ma cuisse droite et se jette dans sa poche en aval, elle-même fixée sur ma droite au dernier barreau de la chaise. Cette installation me semble satisfaisante. Les deux premiers jours se passent assez bien et je suis capable de répondre depuis mon lit aux vœux de bon rétablissement que je reçois par courriel ou par texto. Je ne prends que du Tylenol, pas besoin de morphine ; la douleur n'est pas très élevée si je ne bouge pas. Cette stratégie de ne pas trop bouger et de ne pas prendre trop de médicaments comporte un risque important : celui, accru par l'immobilisation, de faire une thrombose au niveau des membres inférieurs. La meilleure façon de ne pas développer un caillot est de bouger. Gilda m'invite à me déplacer dans la maison et à aller dans le fauteuil du salon. Je me plie avec difficulté à ses recommandations alors que je les prescris moi-même à tous mes patients hospitalisés. Ces déplacements demandent d'être préalablement équipé de la poche de jour qui se fixe à la cuisse par deux bandes élastiques, un peu à la manière de l'étui à revolver que portent les policiers. Le plus difficile est l'installation dans le fauteuil, où je dois garder en tout temps la poche à un niveau inférieur par rapport à la sonde, pour éviter tout reflux. On s'habitue à tout, et avec l'aide de Gilda qui travaille de la maison, ces premières journées se passent assez bien en sa douce compagnie.

J3 et J4, comme disent les chirurgiens dans leurs suivis en jours postopératoires. Ces journées marquent un brutal changement de programme. Je vis bien avec ma sonde et ne souffre pas de problèmes urinaires, mais d'un trouble digestif, d'une constipation opiniâtre, qui provoque des douleurs abdominales. Je crains de manger, car je ne veux pas absorber de nourriture qui ne saurait trouver d'issue. Le vent tourne, mon champ de conscience se réduit, je suis vraiment malade. La douleur, mon urine, mes selles comme centre du monde, comme seul horizon de ma journée. Cet état est uniquement rythmé par la souffrance et son transitoire soulagement. Je continue de ne prendre que du Tylenol, pas de morphine, pour ne pas ajouter de constipation à la constipation. Je suis au plus bas, replié sur moi-même, en silence, et j'expérimente pour la première fois que « la souffrance connaît peu de mots », comme le dit René Char. Je n'ai aucune perspective et je suis à ce moment-là très loin d'être un « entêté d'avenir », comme l'a si joliment écrit notre poète national Gaston Miron.

Voilà ce que me révèle cette expérience. Cette limitation du champ de conscience me fait entrer de plein fouet dans l'état d'un vrai malade. Celui de la dépendance, de la douleur et d'un univers rétréci. Je comprends mieux que certains, sans une perspective d'amélioration ou le soutien indéfectible de leur entourage, puissent vouloir que la douleur s'arrête de façon définitive en demandant l'aide médicale à mourir.

J5-J7. Je vais mieux, libéré par l'arrivée de selles tant désirées. Mais un nouveau problème survient : un écoulement sur ma peau à travers la cicatrice abdominale où se trouvait le drain du premier jour. Une peur sournoise m'envahit. Ce n'est plus un liquide rougeâtre comme dans les quatre premiers jours, mais un liquide clair, de la même couleur que l'urine. Un des désavantages d'être médecin, c'est de penser à tous les cas extrêmes qui pourraient arriver. Ce liquide clair peut correspondre à une amélioration avec excrétion de sérosité abdominale ou, à l'inverse, à la présence d'urine qui s'échapperait de la suture de l'urètre. Je suis seul à la maison, Gilda étant retournée à son travail. Mon angoisse me décide à réaliser mon propre test colorimétrique à base de jus de betterave pour vérifier s'il y a une fuite urinaire.

Je n'aime pas les boissons sucrées, j'aime surtout les jus de tomate, de carotte et de betterave. Pour éliminer le goût souvent un peu doux, j'y ajoute avec grand plaisir quelques gouttes de sauce Worcestershire. J'ai toujours été étonné que cette sauce anglaise à base de vinaigre fermenté durant dix-huit mois avec des anchois, de la mélasse et du tamarin ait encore, depuis 1835, un tel succès chez les Anglais et les Américains. J'ai dans mon réfrigérateur du jus de betterave. Je décide d'en boire, sachant que quelques heures après, mon urine sera rouge. Et si mon écoulement abdominal devient aussi rouge, j'aurai démontré que c'est bien une fuite urinaire qui coule dans mon abdomen et sort par la cicatrice de mon ancien drain. Après deux longues heures d'attente, mon urine est bien rouge, mais pas l'écoulement. Me voilà rassuré grâce à cette stratégie toute personnelle, simple et naturelle. Je m'endors serein.

J8. Premier retour en consultation externe en urologie à l'hôpital. Je suis maintenant, comme disent les alcooliques anonymes, « une personne ayant connu la problématique ». J'ai du vécu. L'infirmière d'urologie m'appelle rapidement, probable privilège dû à mon statut de médecin. Elle me demande de me mettre entièrement nu. La sonde va m'être enlevée, je dois croiser les mains sur ma poitrine et prendre une grande respiration. Après une douleur qui vous dessine tout votre arbre unitaire, me voilà libéré de ma Foley. Une nouvelle ère s'ouvre à moi : celle de la couche-culotte.

L'infirmière m'informe que je vais partager avec beaucoup de femmes l'art de contrôler les urines pendant certains efforts. Rééduquer mon plancher pelvien sera l'objectif des jours et des semaines à venir. Pour m'apprendre à distinguer la contraction des sphincters anal et vésical, cette même infirmière insère son doigt dans mon rectum et m'explique que je dois contracter l'anus dans un premier temps, pousser vers le haut comme si c'était la base du pénis et tenir ainsi cinq secondes, le plus de fois possible dans la journée. Ce sont les fameux exercices de Kegel que toutes les accouchées, championnes du plancher pelvien, connaissent. Je retiens bien les exercices à faire pour avoir un retour à la normale le plus tôt possible.

D'ici là, je dois apprivoiser un nouveau produit, la couche-culotte pour adultes. Je découvre que les pharmacies en possèdent de vastes rayons, tant pour les femmes que pour les hommes. Je n'en connaissais l'existence qu'à travers la publicité pour des femmes d'un certain âge, que l'on découvrait très dynamiques et pratiquant du sport avec de grands sourires. Les modèles pour hommes sont moins populaires et restent plus discrets. Je choisis un paquet en fonction de la photo, où l'homme a l'air sympathique et pas trop vieux. Pour bien surmonter l'idée de cet achat, je demande à Gilda de me prendre en photo avec mon premier paquet de couches dans le rayon de la pharmacie. L'affaire ne me paraît pas si mal débuter et j'arrive à contrôler ma vessie mieux que ce que j'avais envisagé. Toutefois, je ne suis pas à l'abri d'échapper une petite goutte après un rire, un éternuement ou certains mouvements. C'est exactement comme me l'a dit l'infirmière. J'ai désormais une vessie « de type femme », puisque le socle du col de ma vessie, ma prostate, a été enlevé. Les couches-culottes me seront donc bien utiles pour vivre ma convalescence.

Porter des couches évoque souvent soit de retourner dans la petite enfance, soit de se projeter comme personne grabataire et incontinente. Montrer à mes petits-enfants qui viennent juste de se libérer des leurs que j'en porte moi aussi les étonne profondément et leur fait un peu peur. Leurs mères leur expliquent rapidement que papy est malade à la suite de son opération pour un bobo au ventre. Avec magnanimité, elles ajoutent que c'est juste pour un moment et que je vais m'améliorer, ce que j'espère.

Deux mots sur l'histoire de l'urine

Passer une semaine entière avec une sonde urinaire, la poche qui lui est appendue et l'achat de couches-culottes invite forcément à faire un peu le point sur l'histoire de la médecine et la place de l'urine.

En dehors du drainage des abcès, les premières interventions chirurgicales profondes remontent à l'ancienne Égypte où, vers 1500 av. J.-C., un papyrus indique l'utilisation de fins tubes en bronze ou en feuille de palme, qui pouvaient aussi être en plomb, utilisés comme sondes pour vider les vessies récalcitrantes. Pour Hippocrate, ces sondes (ou *cathéters* – étymologiquement : « qui font descendre vers là-bas ») offraient un peu plus de souplesse pour libérer l'urine. Au XVIe siècle, Ambroise Paré a utilisé des tubes en argent, ce qui permettait de rendre la technique un peu moins traumatique puisque ce métal ne s'oxydait pas. Deux siècles plus tard, les chirurgiens ont pensé à couder la sonde pour qu'elle épouse mieux l'anatomie vésicale. Il a fallu attendre 1929 pour que le Dr Frederic Foley ajoute un ballon en latex qui, une fois la sonde installée dans la vessie, se gonfle avec de l'eau par un deuxième petit tuyau accolé à la sonde souple. Ce système offre l'immense avantage d'éviter le retrait spontané de la sonde. Il est d'ailleurs devenu si populaire que l'on parle tout simplement de « Foley » et non de « cathéters modifiés de type Foley ». Depuis, il y a eu bien sûr des améliorations sur les matériaux utilisés, désormais en plastique souple.

Cette proximité avec l'urine m'amène à repenser aussi à mes cours de médecine sur les premières classifications des deux types de diabète. Le mot *diabète* vient du grec *diabaïno*, qui signifie « passer au travers » ; ici, bien sûr, cela signifie passer au travers du rein. Le diabète est un syndrome caractérisé par une augmentation de la production d'urine (polyurie) conduisant à une soif excessive (polydipsie). En observant l'apparence, l'odeur et surtout le goût de l'urine, de grands médecins ont pu distinguer deux types de diabète. Le diabète sucré (glycosurie), de loin le plus fréquent, est lié à un problème de synthèse ou de l'action de l'insuline. Le diabète non sucré, appelé aussi *diabète insipide* (sans glycosurie), moins connu car très rare, est causé par une anomalie de la sécrétion ou de la non-reconnaissance de l'hormone antidiurétique (vasopressine) synthétisée dans l'hypothalamus.

De nos jours, les tests d'urine et de culture à la recherche de microbes ont remplacé l'examen si simple d'observation visuelle qui reste pourtant une source importante d'information. Pour ma part, cette semaine à temps plein avec ma sonde m'a donné une occasion en or, si je puis dire, pour observer mon urine à travers le sac transparent qui me suivait partout. Je repense à notre maître Hippocrate qui, pour optimiser son observation, avait fait confectionner des vases spéciaux à fond rond appelés *matula*, où l'absence de cul de bouteille permettait en effet une vision optimale de la couleur. Les matulae n'ont pas disparu, mais leur utilisation a été déviée par nos amis belges. Je me souviens d'une soirée passée dans une taverne sur la Grand-Place de Bruxelles, où la bière nous était servie dans ce type de verre à fond rond qui avait la vertu de ne pouvoir être déposé. Le tenir ou le boire restaient donc nos deux seules options. J'ai découvert au deuxième verre que l'on pouvait le reposer sur une structure en bois qui ressemble un peu à un porte-tube de laboratoire. J'ai appris depuis qu'il existe aussi des verres à whisky à fond rond et qu'avec eux la seule option est de faire cul sec.

Mais revenons à ce fluide précieux. Sa belle couleur dorée – quand tout va bien – a exalté les alchimistes qui y ont littéralement cherché de l'or.

Pour beaucoup, l'urine a un côté repoussant, sale, alors que c'est en fait un liquide stérile. Pendant longtemps d'ailleurs, elle a eu de grandes vertus. Ma mère nous a toujours enseigné que si nous nous faisions piquer par une guêpe ou par une méduse, il fallait vite faire pipi sur la piqûre. Aujourd'hui, il ne nous vient plus à l'idée de boire ce liquide pour traiter certains cancers, pour arrêter le lait durant l'allaitement ou pour se réhydrater dans des circonstances extrêmes. Et pourtant, l'urine comme outil thérapeutique a refait surface sur le Web comme traitement de la COVID-19.

Autre fait intéressant, au XVIIe siècle, notamment en Angleterre et dans les Flandres, l'urine était l'ingrédient principal des bouteilles de sorcières. Ces bouteilles ou ces cruches étaient soit en verre, soit en terre cuite. On y insérait de l'urine, des cheveux, des rognures d'ongles ainsi que des clous et des crochets en métal et l'on s'en servait comme première ligne de défense contre l'influence des sorcières. Il fallait placer ce mélange près d'une fenêtre, d'une porte ou d'une cheminée afin d'en obtenir la plus grande efficacité. Cette pratique reposait sur la croyance que les sorcières étaient attirées par l'urine et les phanères et que, un peu comme dans *Aladin et la lampe magique*, leur esprit entrerait dans la bouteille et ne pourrait en ressortir grâce au système des hameçons au fond.

Dans un tout autre domaine, artistique cette fois, l'urine a été utilisée pour donner du mordant aux couleurs. On dit de Rodin qu'il employait son propre fluide pour modifier le vert de ses bronzes. Picasso faisait de même sur des bronzes, mais aussi sur des bustes en marbre afin d'atteindre un meilleur fini. Il avait par ailleurs l'habitude – ou l'obsession – de garder ses mèches de cheveux – quand il en avait – et ses rognures d'ongles qu'il datait et rangeait précieusement et qui nous sont aujourd'hui parvenues grâce à sa petite-fille, Diana Widmaier-Picasso. Ce Picasso sorcier s'inscrivait ainsi dans une histoire de la sorcellerie où l'urine, les cheveux et les ongles représentent une émanation personnelle de l'être qui, hors du corps, pourrait être captée ou utilisée par un esprit mauvais. Ce Picasso sorcier s'exprimait dans sa peinture de masques africains ainsi que dans son intérêt pour le vaudou issu d'Afrique de l'Ouest et la crainte d'être envoûté.

Je côtoie dans ma pratique de nombreux patients issus de l'immigration haïtienne qui me parlent parfois de thérapies vaudou. Je leur ai demandé si, dans certaines pratiques vaudou des Caraïbes, une telle tradition persistait. On m'a appris qu'en Haïti on crache après avoir uriné. C'est une règle que les petits garçons apprennent, surtout s'ils font pipi ensemble. Le crachat permet d'empêcher les autres d'accaparer la vigueur de celui qui vient d'uriner. Si ce n'est pas fait immédiatement, un autre pourrait passer par là, cracher sur l'urine du copain et acquérir sa vigueur. Avant d'écrire ces lignes, j'ai cru bon de vérifier ces faits auprès d'amis d'origine haïtienne de Montréal en leur demandant si cela se faisait encore. La réponse a été unanime et directe : cette pratique existe aussi à Port-au-Prince, même dans les familles catholiques. Il est donc possible que ces croyances soient encore vivantes à Montréal aussi.

Dans un registre plus scientifique, l'urine contient de l'urée qui provient de la dégradation de protéines et qui lui permet d'être éliminée par le rein, d'où son nom. Avoir un taux élevé d'urée dans le sang indique une insuffisance rénale. L'urée n'est donc pas perçue comme un composé noble au premier abord. En 1828 cependant, elle trouva son heure de gloire lorsqu'un jeune chimiste allemand, Friedrich Wöhler, réussit à synthétiser de l'urée à partir d'un composé minéral : le cyanate d'ammonium. Cette découverte ouvrit la voie à la chimie dite organique, une véritable révolution conceptuelle ! Des composés inorganiques pouvaient être transformés en composés organiques en l'absence de tout organe. Cette expérience a porté le coup de grâce à la théorie du vitalisme selon laquelle le vivant ne pouvait être réductible qu'aux lois physicochimiques, la vie étant considérée comme une force vitale mystérieuse. Un premier composé avait pu être « recréé » *sans élan vital* (*vis vitalis*), sans la puissance de Dieu, dans un laboratoire. Un pont entre les mondes minéral et organique venait d'être découvert.

Une autre propriété de l'urine est bien sûr sa fermentation par les microbes, qui transforment cette fameuse urée en ammoniaque. Ce produit fort malodorant est l'élément dominant de toute pissotière, vespasienne ou encore d'un urinoir, n'en déplaise à Marcel Duchamp et ses ready-made. L'ammoniaque a servi pendant des siècles à nettoyer puis à dégraisser la laine, à donner du mordant aux couleurs après teinture et à solidifier les lames des combattants. En effet, à l'époque de la Rome antique, les forgerons trempaient les glaives qu'ils fabriquaient dans l'urine de jeunes garçons – idéalement roux –, car ils avaient observé que cela rendait les glaives plus résistants. Cette observation était fort juste et le mécanisme physico-chimique a depuis été démontré : l'urine, qui contient de l'urée, se transforme en ammoniaque qui va provoquer, avec le métal rougi, une réaction de nitruration à la surface de la lame, la rendant plus résistante. Futés, Vespasien et son père en ont profité pour imposer une taxe sur la précieuse urine, donnant tout son sens à l'expression « l'argent n'a pas d'odeur ».

À l'inverse de cette pratique martiale, certaines personnes à l'esprit bien aiguisé utilisent l'urine dans des circonstances moins belliqueuses. L'ondinisme – quel joli mot – est une excitation érotique liée à l'urine qui s'exprime par de belles métaphores que certains groupes de rencontres connaissent bien. On parle avec élégance de *douche dorée*, de *pluie dorée* et, en anglais, de *golden shower* ou – mon préféré, car il permet une plus grande liberté d'interprétation – de *water sports* (sports nautiques). Les variantes sont nombreuses et incluent l'acte de boire l'urine, d'asperger ou d'être aspergé d'urine par son partenaire, ou encore de renifler l'urine sur un vêtement. L'ondinisme n'est pas de nature jalouse et n'exclut aucunement de se mâtiner d'autres pratiques sexuelles comme le fétichisme ou le jeu de régression, sorte de *Jacques a dit* pour adultes. Fait intéressant, cette pratique a été mise à l'avant-plan avec la médiatisation par le site *BuzzFeed*, en janvier 2017, d'un document non vérifié sur Donald Trump qui, lors d'une soirée déjà bien arrosée avec des prostituées russes, aurait pratiqué l'ondinisme.

L'ensemble de ces pensées me fait prendre conscience des richesses insoupçonnées de l'urine et m'oblige à requalifier ce que l'on nomme *déjection* ou *rejet*. « Nous faisons cas du beau, nous méprisons l'utile », rappelle Jean de La Fontaine dans sa fable *Le cerf se voyant dans l'eau*. À notre époque, le recyclage prend des airs de planche de salut et nous oblige à une confrontation, à une réinterprétation de ce que nous avons jusque-là tenu pour propre ou sale, utile ou nuisible. Ce faisant, nous démontrons notre subjectivité ainsi que notre adaptation aux besoins et aux circonstances.

Même si l'histoire de l'urine reste à écrire, avoir une vessie qui fonctionne est une grâce. Ma sonde de sept jours m'ayant été retirée, je remercie tous les astucieux et les savants qui, au cours des siècles, ont permis que je puisse avoir la souple Foley. Désormais sevré de ma sonde, j'espère mettre plus de distance entre mon urine et moi.

La prostate parle aux testicules

Quelques jours avant que je sois opéré, nous étions allés souper chez des amis avec un prêtre de Québec. Il avait proposé avant le repas de donner le sacrement des malades, ce que l'on appelait il n'y a pas si longtemps *l'extrême-onction*. Sur le coup, je n'avais pas réalisé que c'était pour moi. Gilda l'avait informé de mon cancer après ma biopsie, mais peut-être qu'elle n'avait pas précisé si j'avais des métastases ou un cancer incurable. Pour sortir de ce faux pas, le prêtre avait décidé que le sacrement serait donné à tous les convives, chaque personne ayant toujours des maux à guérir. Je ne me sentais pas encore à l'article de la mort, mais je savais aussi que la pire chose qui pouvait arriver au Moyen Âge était de mourir non confessé et sans onction. Le sens de ce sacrement est clair : le souffrant est confié à la compassion du Christ, parfois appelé *Christ médecin*, agissant ainsi comme un bon collègue complice. Ce sacrement réalisé par onction d'huile d'olive parfumée et bénite ne peut, depuis le concile de Trente en 1542, être administré que par un prêtre catholique. Ce sacrement est basé sur le verset de l'Évangile selon

Matthieu: « Il a pris nos infirmités et s'est chargé de nos maladies. » (8 :17) Voilà donc une première visite en tant que malade qui m'aura marqué et, j'espère, protégé. Je suis prêt, quoi qu'il arrive!

Après mon opération, tout semble bien aller, y compris les quatre trous dans mon abdomen qui ont permis le passage des tiges articulées nécessaires à la laparoscopie robotisée. Je me sens bien et j'envisage un retour au travail après trois semaines au lieu des huit prescrites.

Cette amélioration me permet, au troisième samedi, de descendre seul à pied dans la rue et de manger dans un restaurant chinois. Une fin de semaine en pleine autonomie puisque Gilda participe au Salon du livre de Québec. Je reviens du restaurant en taxi – il ne faut pas trop en faire tout de même – et je me couche, confiant que ma convalescence se déroule bien. Dimanche matin, je me réveille avec une douleur du côté inguinal droit, lieu fragilisé par mon opération de la hernie cinq ans plus tôt. La hernie serait-elle revenue à la suite d'un déplacement des plaques de tissus protectrices durant la chirurgie? C'est ce que je pense et, horreur, je découvre une masse un peu douloureuse qui descend vers le testicule droit. Exerçant une pression vers le haut au niveau inguinal, j'ai l'impression que la masse décroît, ce qui pourrait confirmer le retour de ma hernie. Je suis inquiet. La descente trop rapide dans la rue a peut-être précipité cette complication. Je me place au repos sur le dos tout le dimanche. Je n'en mène pas large.

Lundi, catastrophe ! La masse est encore plus grosse et mon scrotum semble plein de quelque chose de nouveau. Je téléphone à Jihane, notre belle-fille chirurgienne, dont le collègue m'avait opéré pour la hernie. Elle essaie de me rassurer et me trouve un rendez-vous avec lui dans l'après-midi. Je suis abattu. Je pensais m'être remis rapidement et pouvoir reprendre mon travail plus vite que la moyenne des opérés. Quelle prétention ! Une pensée m'obsède : je ne veux pas subir une nouvelle intervention. Mon corps me trahit, je ne contrôle plus rien, je ne suis à nouveau que douleur. Je me rends à l'hôpital de LaSalle le lundi après-midi. Le chirurgien m'examine, il constate qu'il n'y a pas d'augmentation du volume lorsque je tousse et pas de masse inguinale. Il diagnostique plutôt une infection testiculaire. Ce à quoi je n'avais pas pensé puisque je ne me sens pas fiévreux. Je contacte le soir même l'urologue, qui me donne rendez-vous le lendemain matin. Dès mon arrivée à l'hôpital, avant même de le rencontrer, je fais une prise de sang et une culture urinaire. Les résultats de la prise de sang sont inquiétants. L'augmentation des globules blancs est le signe d'une infection bactérienne et surtout un marqueur de l'inflammation de la *C-reactive protein* (CRP) qui, d'une normale à moins de 5, est passée à 220 ! Ce niveau de CRP correspond à celui des patients COVID-19 admis aux soins intensifs. Je prends peur et envisage que la sanction puisse être une hospitalisation avec passage obligé par la case urgence où le temps d'attente terrifie tous les patients. Je comprends que pour des personnes gravement malades, attendre aux urgences des heures sur une chaise faute de lit est inacceptable. Je pense que cette angoisse de ne pas trouver un lit rapidement et le faible accès aux soins de fin de vie peuvent jouer un rôle dans la contemplation d'une aide médicale à mourir.

Le diagnostic tombe, l'urologue me rassure, j'ai une orchiépididymite droite avec infection urinaire. Le traitement peut se faire à la maison en prenant un antibiotique – de la ciprofloxacine – deux fois par jour par voie orale pendant une semaine.

J'ai donc une infection de l'épididyme, ce petit organe qui coiffe le testicule, tel le bonnet phrygien que portaient les révolutionnaires français de 1789. L'épididyme est accolé au testicule, ce qui résulte du développement de la partie antérieure du canal dérivé de l'appareil urinaire primitif. Son rôle consiste, telle une mère poule, à finir la maturation des spermatozoïdes pendant trois semaines s'ils ne sont pas réclamés avant. Une épididymite résulte le plus souvent d'une infection transmise sexuellement (ITS) comme la chlamydia ou la gonorrhée et, plus rarement – dans huit pour cent des cas –, d'une complication de la prostatectomie.

Je ne savais pas que ce petit organe pouvait devenir aussi gros. La douleur est, à ma surprise, tolérable. Seul le poids en position debout cause une tension à la limite du supportable. Dans les cas que j'ai traités, la douleur semblait si terrible que le patient avait de la difficulté à marcher et refusait d'être examiné par peur d'en augmenter l'intensité. Mardi matin, mon scrotum doit peser un demi-kilo et seule la position couchée est confortable. Je ne distingue plus le testicule de l'épididymite, le tout atteignant la taille d'un melon. L'étymologie du mot *épididyme* est intéressante. En grec ancien, *epí* signifie « sur, au-dessus », et *dídumos*, « double, jumeau ». L'épididyme est donc le jumeau du testicule, bien sûr !

Un profond découragement m'habite. Impossible dans cet état de retourner au travail. Je dois annuler toutes les consultations de la semaine. Du fond de mon lit, une scène du film de Federico Fellini, *Amarcord* (1973), me vient en tête où, parlant de Mussolini, un adulte déclare : « Lui, il les a comme ça ! », mettant ses deux paumes ouvertes vers le haut sur le devant de son pantalon, comme si elles étaient de la taille de beaux melons. J'étais devenu comme Mussolini, mais du côté droit seulement.

Au fil des jours, je constate par le changement évident de la couleur et de l'odeur de mon urine que l'infection se résorbe, mais rien ne bouge pour mon orchiépididymite. Je suis au plus mal et commence à perdre courage. Je ne comprends pas ce qui m'arrive. Je suis désabusé et fatigué. J'envisage plusieurs explications. Peut-être que l'antibiotique ne pénètre pas dans ce lieu encapsulé. Je recontacte l'urologue et retourne à l'hôpital le vendredi. Il confirme la légère diminution de la taille du scrotum et je suis rassuré surtout par l'amélioration considérable des résultats de la prise de sang. Il me suggère d'acheter un suspensoir (ou *jockstrap*) pour homme, une sorte de superslip qui offre un bon maintien des testicules. Ce sous-vêtement s'utilise en postopératoire ou pour des infections des testicules, ou encore pour les hommes qui ont de larges varices péritesticulaires appelées *varicocèles*. Le chirurgien me rappelle que l'amélioration est très lente et qu'elle pourra prendre encore plusieurs semaines. Que c'est long! Je marche jusqu'à la voiture les cuisses écartées comme un canard, avec ma couche en guise de suspensoir. Plus tard, je réaliserai que l'attente de cette amélioration aura été le moment le plus noir pour moi. Je ne m'y suis pas préparé et le fait que l'infection survient au moment où ma convalescence arrive à son terme est particulièrement difficile. Elle provoque l'effondrement de mon plan de retour au travail et de l'illusion qu'un retour à la vie antérieure est proche. Cette infection tardive, trois semaines après l'opération, signifie aussi que, même si je n'en ai jamais eu, je pourrais désormais être sujet aux infections urinaires. Je reste donc couché une semaine et ma mobilité est limitée. Je redeviens une charge pour Gilda, qui montre parfois de l'agacement face à mon abattement qu'elle juge exagéré et peu constructif. Je ne peux de nouveau ni penser à grand-chose ni répondre à mes courriels. Je suis retombé comme dans les jours 3 à 5 suivant l'opération, où le rétrécissement de mon champ de conscience me limitait aux besoins physiologiques. Mon testicule droit a pris une telle expansion qu'il a englouti mon pénis. Je suis devenu totalement « soumis à mes organes », pour reprendre cette formule peu élégante du peintre Eugène Delacroix, ce grand peintre du XIXe siècle qui avait si bien peint les femmes d'Alger lascives dans leur gynécée, les décrivant comme « soumises à leurs organes », sans jamais préciser lesquels.

A posteriori, cette douleur plus morale que physique, me fera penser à ces citations classiques sur la douleur et le désespoir, son compagnon. « J'habite une blessure sacrée », écrit Léopold Senghor. « J'habite une douleur », ajoute René Char. Moi, je ne veux plus y habiter, mais simplement déménager et retourner à une vie normale. Je fais appel à Baudelaire pour m'aider à mettre à distance ce qui me fait souffrir :

Sois sage, ô ma Douleur, et tiens-toi plus tranquille.
Tu réclamais le Soir ; il descend ; le voici :
Une atmosphère obscure enveloppe la ville,
Aux uns portant la paix, aux autres le souci.

L'amélioration prédite par l'urologue et mon entourage est graduelle, m'ouvrant lentement vers un nouvel avenir avec des organes génitaux externes d'allure plus habituelle.

Trois autres semaines et un antibiotique plus tard, je fais un retour progressif à une vie acceptable. Tout n'est pas fini, mais je suis sorti de mon premier épisode infectieux, qui aurait pu m'emporter sans l'aide extraordinaire des antibiotiques. Je bénis le Dr Alexander Fleming et sa découverte de la pénicilline en 1928. Elle n'a été rendue disponible comme médicament pour les soldats qu'en 1943. Comment imaginer, pour un médecin et surtout pour un patient, ce que devait être la vie avant les antibiotiques ? Des enfants mouraient en bas âge, des femmes mouraient en couches, les orphelins se multipliaient. Ce n'est pas si mauvais de vivre à notre époque. Quand je pense que certains la dénigrent. Ils ne se rendent pas compte de ce que les microbes pouvaient faire de nous !

Grandes visites au malade

Après l'opération et mon retour à la maison, les premières visites officielles – en dehors de celles de mes enfants – consistent à recevoir non pas des personnes, mais des plats cuisinés et des desserts. Une bonne nutrition, des plats qu'il aime et qui le nourrissent bien étant la première nécessité pour un jeune opéré, ces offrandes agissent sur moi comme un véritable baume apaisant.

Le premier plat que je reçois est un grand tiramisu apporté par une amie et collègue médecin, hépatologue, originaire de Venise, en Italie. Elle vient me livrer son dessert à la maison et le dialogue se limite aux remerciements d'usage et aux vœux de prompt rétablissement. Ma belle-fille Jihane m'apporte ensuite un généreux couscous marocain préparé par sa mère, originaire de Casablanca. Puis je reçois un panier plein de chocolats et une belle corbeille de fruits envoyés par des amis montréalais, ainsi qu'une caisse de six boîtes de sirop d'érable.

Ces offrandes sont une forme de prévisite et annoncent avec douceur et respect l'attention qui m'est portée. Les visites en personne ne débutent que deux à trois semaines après l'opération, alors que je commence à avoir la force de rester assis quelques heures et de tenir une conversation.

Avant cela, ce sont mes enfants qui m'offrent les toutes premières visites. Mes deux fils sont les premiers à venir à la maison avec leurs épouses et leurs quatre jeunes enfants. Ma vulnérabilité place Bertrand et Grégoire, qui sont dans la fin de la trentaine, pour la première fois dans le nouveau statut de chefs de famille et soutiens de leur mère. Ils portent mon avenir et sont les forces vives de notre famille.

Le plus jeune, Grégoire, a trente-six ans. Chef-propriétaire d'un restaurant à Montréal, il ne vient pas les mains vides et nous nous régalons de son jarret d'agneau aux herbes amères et d'un dessert au safran et sève d'épinette. Il nous raconte qu'il a dû remplir la veille un questionnaire pour le renouvellement de son assurance vie et qu'il est tombé sur la question suivante : « Avez-vous un membre de votre famille qui a eu un cancer avant l'âge de soixante-cinq ans ? » Il a répondu non, ouf, puisque je viens juste de passer la barre des soixante-six ans, lui épargnant un coût supplémentaire pour son assurance.

Blague à part, je prends conscience que mon mal influence leur propre risque de cancer.

Mon fils aîné, Bertrand, oncologue au Centre hospitalier de l'Université de Montréal, a une tout autre approche. Il m'annonce qu'il a fait toutes les recherches sur la maladie et qu'il a tout de suite demandé à son amie Zineb, oncologue génito-urinaire, quelles étaient les nouveautés dans les traitements du cancer métastatique de la prostate. Me voilà bien informé, prêt pour un scénario beaucoup plus noir, en espérant qu'il ne s'appliquera pas à moi. Dans tous les cas, un homme averti en vaut deux!

Mes petits-enfants quant à eux sont très impressionnés par ma sonde urinaire et sa poche, que je leur montre. Pour la plus jeune, Frida, âgée de quatre ans, pas de fascination comme ses cousins, mais plutôt une crainte devant ce qui m'arrive; elle va se cacher dans les jupes de sa grand-mère.

Trois semaines plus tard, notre fille Mathilde me fait la surprise de sa visite, elle qui habite à Lausanne, en Suisse. Elle est venue seule, laissant à son mari la responsabilité de leurs trois jeunes enfants. Elle souhaitait me voir et se rendre compte par elle-même de la forme que j'avais, les communications par visioconférence ne lui donnant pas selon elle l'heure juste. J'imagine que ses frères lui ont transmis leurs inquiétudes, surtout dans la période sombre de mon infection. Pour célébrer ma convalescence, Mathilde a invité sans me prévenir deux couples de mes amis à souper. Ils sont venus les mains pleines de mets libanais et d'une bouteille de champagne. L'heure est à la célébration de la vie.

Des compagnons d'infortune

Parmi toutes ces visites, celles de deux compagnons d'infortune ont une saveur particulière.

La première est celle de mon « mentor prostate ». Dès que j'avais eu confirmation de la présence d'une lésion d'allure cancéreuse lors de la résonance magnétique, j'avais appelé Andreas, mon aîné de cinq ans et médecin de famille dans le service pour trouver de l'aide et du réconfort. Il m'avait confié avoir subi le même type d'opération vingt ans plus tôt, avec en prime, comme cela se faisait à l'époque, ouverture en grand du ventre. Il m'avait donné tous les conseils préopératoires et avait aussi proposé de venir me voir à la maison pour les suites opératoires, ce qu'il fait, un mercredi midi. Il apporte un repas grec typique de son pays d'origine. Nous nous installons dans la cuisine et discutons du contrôle de la fonction urinaire et érectile entre les feuilles de vigne, le tzatziki et les pieuvres grillées, le tout arrosé de vin blanc. Ses conseils me sont précieux et pouvoir parler de couches, de protections pour fuites urinaires et d'autres stratégies pour maintenir une vie sociale et sexuelle me libère. Le vin aidant, la conversation est très libre et nous profitons du temps que nous avons en ce jour de semaine, ce qui est très inhabituel pour chacun de nous. Andreas travaille à mi-temps depuis deux mois et savoure, comme moi qui suis en vacances forcées, un après-midi entre hommes fort différent de ce à quoi nous sommes habitués.

La seconde visite particulière que je reçois est celle d'un docteur ès sciences, Ph. D., qui travaille sur le métabolisme cellulaire dans un des centres de recherche des hôpitaux de McGill. Je ne l'avais rencontré qu'une seule fois, en 2015, alors qu'il accompagnait son épouse médecin lors d'un party de Noël du service qui avait eu lieu à la maison. Au courant de mon diagnostic et de ma chirurgie, son épouse avait proposé qu'il vienne à la maison m'entretenir de la vie après une prostatectomie, une problématique qu'il connaissait. Comment refuser une telle offre ? Toutefois, me souvenant de sa grande timidité, je doutais que ce projet aboutisse. Eh bien, je me trompais ! J'ai reçu un courriel de son épouse et la rencontre fut fixée à 10 h, un samedi matin, à la maison.

On sonne à la porte. Gilda ouvre, je suis installé dans un des deux fauteuils du salon, une couverture sur les genoux. Nous nous saluons. Nous ne nous serions pas reconnus spontanément. En anglais, je présente rapidement ma situation et, tout de suite, il me demande la classification de ma tumeur selon la cote de Gleason, ce modèle de classification qui inclut le degré de croissance cellulaire et le degré de différenciation de la tumeur. Du 4 + 4 = 8 et 4 + 3 = 7 pour moi sur une échelle de 5 + 5 = 10. Mon niveau de cote de Gleason était élevé, ce qui a imposé d'emblée la prostatectomie. Il me demande le pourcentage de tissu cancéreux par rapport à la surface de coupe de la prostate (20 %) et le niveau de PSA en préopératoire (8,3), qui sont aussi des indicateurs de l'agressivité de la tumeur. Après avoir décliné mon identité prostate, c'est lui qui dirige la conversation, et il me sera difficile d'en placer une, comme on dit.

Il connaît tout et semble avoir tout lu, tant dans les sites scientifiques que sur le grand Web. Avant son opération, il avait rencontré deux chirurgiens et un radio-oncologue pour discuter des traitements qui lui conviendraient le mieux. Il avait finalement opté après quatre semaines de réflexion pour la prostatectomie radicale au début de la pandémie de COVID-19, à l'âge de cinquante-six ans. L'angoisse qu'il a vécue alors et qu'il partage avec moi crée, tout autant que son expertise, une certaine tension dans notre échange. Il m'explique que sa femme était sa cadette de neuf ans et qu'elle avait alors deux jeunes enfants, ce qui avait alourdi le poids de sa responsabilité familiale. Je comprends cette responsabilité qui me semble bien supérieure à la mienne.

J'arrive quelques fois à entrer dans la conversation simplement pour dire que moi, j'ai pris le contrepied de son approche, que j'ai décidé de faire confiance à un seul urologue de mon hôpital et que je ne cherche pas trop à m'informer. Je lui dis que trop d'info tue l'info et, certainement, augmente l'angoisse du patient.

Je pense que comme Ph. D., il cherchait une logique que la science de laboratoire peut donner. Les soins aux patients nous apprennent vite que les maladies se développent dans un contexte multifactoriel et que le comportement de la personne soignée ajoute à cette complexité. La médecine est un art qui se nourrit de différentes sciences, mais aussi de la compréhension de l'environnement social, culturel et économique des patients.

Il poursuit en évoquant les discussions qu'il entretient avec un groupe de prostatectomisés rencontrés sur le Web. Il m'informe de la participation de plusieurs femmes, compagnes ou épouses, qui doivent en baver un peu avec leurs compagnons centrés sur les séquelles de leur chirurgie. Parler du changement de la puissance de l'érection doit être au centre des conversations.

Cette visite permet à mon interlocuteur de faire ce que l'on appelle en anglais un *emotional dumping* et de décharger sur moi ses émotions et son angoisse liées à cet imprévu dans nos deux vies. Moi qui devais raconter ma mésaventure, je l'écoute longuement. Il est bientôt midi, nous nous saluons et nous nous congratulons de cet échange seul à seul entre hommes. Gilda le raccompagne à la porte et le remercie de sa visite de soutien.

Ces deux très belles visites au cours desquelles deux hommes dialoguent sur leur vulnérabilité, l'intimité de leur vie sexuelle en dehors de toute grivoiserie restent exceptionnelles et m'aident à élargir mes horizons. Elles illustrent merveilleusement une phrase tirée de *L'art presque perdu de ne rien faire*, de notre Port-au-Princien–Montréalais et membre de l'Académie française Dany Laferrière : « La seule intelligence qui vaille la peine, c'est celle qui nous permet de nous mettre à la place de l'autre – de ressentir ce qu'il ressent sous la douleur et l'humiliation. »

Il y a un dernier contact dont je veux parler. Parce qu'il me permet de dire que la maladie peut aussi apporter des miracles. On n'y pense pas souvent. Et pourtant, c'est mon état de faiblesse qui me permet de dépasser une relation conflictuelle et de renouer avec un de mes neveux. Il me contacte pour prendre de mes nouvelles après que ses parents lui ont annoncé que je viens d'être opéré. Le lien est repris. Quelques mois plus tard, alors que je serai de passage en France, il m'invitera à son anniversaire. Comme je ne pourrai m'y rendre, je lui ferai livrer une belle orchidée. J'ai appris à la suite de mon opération que les cadeaux livrés au domicile sont la première forme de communication, non verbale certes, mais toujours porteuse d'un message qui permet de briser le silence. J'ai maintenant bien hâte de le revoir pour reprendre la conversation interrompue depuis trois ans.

Je me sens tellement privilégié d'être ainsi aidé et soutenu. Je sais combien certains malades vivent seuls ces moments difficiles. Je vais bien mieux et j'entre maintenant dans un état nouveau pour moi, la convalescence.

La convalescence, un truc de malades !

La convalescence est un état physique et moral qui se situe entre la maladie et le retour à la santé. Quatre semaines après ma chirurgie et mon infection testiculaire, j'ai pour la première fois de ma vie la possibilité d'explorer la convalescence accompagnée de Dame Fatigue. Je me sens mieux dans mon corps et la cicatrisation de mes plaies abdominales en est la preuve tangible. J'ai enfin retrouvé l'envie d'avoir envie. Cependant, un matin, alors que j'étais parti pour le travail *frais et dispo,* une lassitude s'installe après quelques heures et me fait désirer mon lit comme seul havre possible. Pour chaque activité que je pensais accomplir dans la journée, je découvre que ma participation est écourtée, telle une automobile électrique qui voit sa batterie se vider et souhaite retrouver sa station de recharge. Cela me rappelle une promenade à dos d'âne que j'avais faite étant enfant dans le parc qui bordait l'Allier, cette rivière attenante à la ville de Vichy, en France. En l'absence de mon père, et malgré mes tractions farouches sur les rênes, l'animal avait spontanément rebroussé chemin pour retourner à l'écurie. C'est cette même détermination, guidée par la fatigue, qui me conduit à arrêter une rencontre ou une visite et à aller me coucher. Je découvre ainsi la sieste de convalescence, si différente de la sieste d'été légitimée par la chaleur, et je prends conscience que ce que l'on appelle *convalescence* n'est pas réservé qu'aux patients paresseux hésitant à retourner au travail. Je découvre un nouvel état moral et je me demande ce qu'est la convalescence : un temps qui succède à la maladie ou un temps qui la prolonge ? Je décide de faire comme si la fatigue n'existait pas et lui demande poliment de visiter d'autres convalescents. Ce qu'elle finit par faire, mais très progressivement.

Pour moi comme pour la plupart des médecins, cette attente du mieux-être chez le patient permet de déterminer la durée de son arrêt de travail, même si l'on ne peut savoir d'avance si ce temps de récupération permettra une amélioration totale (*restitutio ad integrum*) ou non.

La convalescence, cet étrange entre-deux, ne correspond pas à un état scientifiquement défini et n'est pas enseignée en médecine. Contrairement au code pénal, où chaque coupable est condamné à une durée d'emprisonnement proportionnelle à son crime, il existe peu d'indications pour le nombre de semaines ou de mois nécessaires à une convalescence réussie. Le type de travail, la rechute possible, l'accès aux congés de maladie et la relation du patient à son travail influencent le temps requis avant le retour. Néanmoins, pour des chirurgies classiques comme la prostatectomie, il y a moins d'hésitation et la durée de cicatrisation et de récupération est bien établie : elle est de huit semaines.

La convalescence porte en elle une idée de transgression : le convalescent peut-il prendre goût à son nouveau statut ? En sortira-t-il transformé, remettant en question la place du travail dans sa vie ? La question de sa qualité de vie est aussi prise en compte par le médecin et de grands questionnaires ont été développés pour estimer comment il se sent et quand il sera capable de reprendre une vie qui lui semble acceptable ainsi que son activité professionnelle. Mais ces études portent en elles « l'agenda caché » d'un retour rapide au travail pour accommoder employeurs et compagnies d'assurance.

Nous sommes bien loin du XIXe siècle, lorsque les médecins recommandaient aux personnes atteintes de tuberculose un très long repos qui était accompagné de séjours en montagne, de cures thermales ou de cures de silence. Temps béni s'il en est, qui offrait aux romanciers français, allemands ou russes un terreau fertile pour une révision de vie, un dialogue avec la mort ou une rencontre avec Dieu. La littérature guidait la médecine, les écrivains ouvraient grand les portes de l'émotion, partageaient leur état singulier, leurs observations du temps qui s'étire ainsi que les soubresauts de leur corps malade, mais plein d'espoir. Cet état romantique portait haut le tragique, qui seul donne du relief à l'ordinaire du quotidien.

Le temps de la convalescence s'est réduit comme une peau de chagrin depuis la deuxième moitié du XXe siècle, avec l'arrivée des antibiotiques et les progrès de la chirurgie. Que reste-t-il aujourd'hui de sa place sous le butoir de la chirurgie d'un jour, du bilan d'un jour, des hôpitaux de jour, des soins à domicile et de l'impératif d'un retour rapide au travail ?

Retour au travail

Le 2 mai 2023, à 8 h du matin, je me trouve à la porte du Centre de recherche de l'hôpital, je passe devant le poste de sécurité – qui s'appelait antérieurement « Accueil ». Je me dirige vers la porte du bâtiment A où se situe mon bureau. Je suis face au boîtier électronique qui doit valider ma carte d'identité de l'hôpital pour les vingt-quatre prochaines heures. Première satisfaction, la porte s'ouvre, ma carte fonctionne, j'existe encore comme membre actif de l'hôpital. Cette même carte ouvre la porte de mon bureau et j'en suis heureux. Je m'assois sereinement devant l'écran noir de mon ordinateur. J'appuie sur le clavier qui se présente devant moi et l'écran s'éclaire comme s'il m'attendait. Le premier mot de passe pour ouvrir le réseau de l'hôpital n'est plus valide, je dois le changer. Je tente ensuite d'ouvrir le fichier électronique des patients et je dois modifier ce deuxième mot de passe. L'ordinateur a bien noté mon absence inhabituelle de presque six semaines ; il prend ses distances avec moi en me demandant de montrer patte blanche.

J'ai enfin accès à mon compte rendu opératoire, que je lis avec attention. Je devine que certains paragraphes sont des phrases toutes faites qui ne doivent pas trop changer d'un rapport à l'autre, ce que je considère comme un bon signe. Dans l'ensemble, tout semble s'être passé comme il le fallait, comme me l'avait décrit le résident.

Mon travail reprend à marche forcée ; je dois rattraper les visites de patients qui ont été annulées pendant mon absence et prendre des gardes pour compenser les semaines où mes collègues m'ont remplacé.

Après avoir signé un nombre d'ordonnances en attente et un large volume de documents administratifs, je me dirige vers le bureau des consultations. Même si j'ai décidé de parler de mon mal, je ne peux pas, faute de temps, m'étendre sur l'amélioration de mon état – ou sur l'énigme de mon absence pour ceux qui n'étaient pas au courant. Je souffre un peu de cette situation. Pendant ma convalescence, j'ai eu de longues réflexions sur mon travail et mon avenir que j'aimerais partager avec certains de mes collègues ou patients, mais ce n'est évidemment pas le bon moment. Une sensation qui ressemble à un retour de longues vacances où l'on voudrait raconter son périple d'exception, mais où l'on comprend très vite que, même si sa tête est restée un peu là-bas, il faut maintenant revenir à la réalité.

Plusieurs membres du service me posent des questions sur ma santé, auxquelles je réponds rapidement par un « je vais mieux, mais pas encore tout à fait rétabli », sans jamais parler de mes fuites urinaires et des garnitures absorbantes jetables qui ont remplacé ma couche-culotte.

Portant ces protections, je dois utiliser les toilettes fermées et non plus l'urinoir pour avoir plus d'intimité. Je découvre qu'il y a une poubelle recouverte d'un sac en plastique jetable. Comme il s'agit d'une toilette pour hommes, je comprends que, comme moi, certains y jettent de telles couches. Une fois de plus, je découvre que l'on ne voit que ce que l'on est préparé à voir. Comme l'a dit Louis Pasteur : « La chance ne sourit qu'aux esprits bien préparés », reprenant un peu ce que Kant avait nommé le *phénomène*, c'est-à-dire la réalité apparente que nous offrent nos sens et qui est sous l'influence de l'espace et du temps, biaisant la réalité objective de l'objet (la chose en soi). On pourrait dire que l'on voit toujours le monde avec des lunettes colorées, qu'il existe toujours un *a priori* qui modifie notre observation, donc notre jugement. Un peu comme dans le film italien *La vie est belle* (1997), où Roberto Benigni montre comment un libraire juif italien arrive à créer un monde imaginaire pour protéger son fils de neuf ans et lui faire croire qu'ils jouent à la guerre dans un camp de concentration nazi, où ils sont tous deux enfermés. Cette comédie dramatique illustre à l'extrême que nos perceptions peuvent être totalement subjectives.

Sur un plan plus pratique, je me demande si ma maladie va me faire modifier mon activité médicale. Ayant vécu cette expérience de cancer, serai-je plus « humain », comme on entend dire de certaines personnes ? Le Dr Edouard E. Rosenbaum, de la célèbre Clinique Mayo à Rochester, Minnesota, a publié en 1988 un roman (*A Taste of My Own Medicine*) sur la manière dont sa vie s'est transformée après la découverte de son cancer. Ce roman, porté à l'écran en 1991 sous le titre de *The Doctor*, raconte l'histoire d'un médecin brillant, hautain et parfois méprisant, qui vivra un changement de comportement à travers sa maladie. Il deviendra plus proche de sa famille, mais aussi de ses patients, et mettra plus d'humanité dans sa pratique médicale.

Suis-je transformé, devenu meilleur ? Difficile à dire. Difficile d'être son propre juge. Je ne pense pas avoir vécu une telle transformation. Comment l'expliquer ? Ma rencontre avec des personnes malades au début de l'épidémie de sida, alors que la plupart mouraient, a été l'événement marquant qui a fait de moi l'homme et le médecin que je suis aujourd'hui. Cette formation m'a changé à jamais. Cependant, je me rends compte que je suis devenu plus complice de certains patients ayant connu un problème de santé similaire à mon cancer.

Le retour à la réalité du travail et la pression pour rattraper les visites annulées de mes patients ont réduit mon espoir d'une conciliation travail-famille-loisirs. Comme consolation, j'ai reçu ce commentaire de certains de mes amis : « Toi, ce n'est pas pareil, tu aimes ce que tu fais. » Ils ont raison. Je reprends donc avec enthousiasme mon travail et tente de vivre au mieux avec ma vessie qui craint pardessus tout l'éternuement et le fou rire.

Rééduquer son plancher pelvien

Claire, la travailleuse sociale de notre service, personne de cœur et dévouée comme il n'en existe pas beaucoup, a surmonté un cancer du rectum traité par radio et chimiothérapie. Pour elle, les effets secondaires qui ont suivi étaient de nature urinaire et elle a bénéficié de séances de physiothérapie ciblées. Après que je lui ai confié les séquelles chirurgicales de mon appareil urinaire, elle me propose d'aller voir la physiothérapeute qui a transformé sa vie, Mathilda. Son dévouement exceptionnel lui permet de me trouver un rendez-vous très rapidement.

N'ayant eu que peu affaire aux douleurs lombaires ou aux accidents, les physiothérapeutes ont été jusqu'ici pour moi des êtres imaginaires qui pouvaient faire des miracles, même s'ils n'étaient pas vraiment reconnus par le corps médical. En tant que médecin, ils représentent pour moi une sorte de soupape de sécurité et il m'est arrivé, en l'absence de diagnostic clair, lors de plaintes diffuses sans fondement clairement identifié, de fatigue chronique ou encore de « COVID longue », de proposer avec enthousiasme à mes patients vingt séances de physiothérapie pour tenter de les faire sortir de situations peu satisfaisantes.

Je vais donc découvrir cette nouvelle corporation dont on m'avait si souvent loué le travail. J'ai rendez-vous le mercredi 17 mai à 15 h dans la rue Greene à Westmount, à quatre stations de métro de l'hôpital. Je suis devant la porte du centre de physiothérapie, je sonne, on me demande de décliner mon identité et la porte s'ouvre. Devant moi se dresse une volée d'escaliers qui doit être, j'imagine, conforme à la limite permise selon l'article 9.8.3.3 du Code de construction du Québec mentionnant que la hauteur verticale de toute volée d'escaliers doit être d'un maximum de 3,7 mètres. Arrivé au sommet, je comprends vite que ce n'est pas un centre de physiothérapie pour accidentés de la route, paraplégiques ou simples « lombalgiques ».

Je me dirige vers la secrétaire, remplis une feuille d'information détaillée sur mon état de santé. Je coche que je n'ai ni le sida ni le VIH et pense immédiatement à mes patients qui me racontent souvent la souffrance que leur cause la seule identification de leur infection, même en l'absence de discrimination. Je m'assois dans la salle d'attente éclairée par un beau puits de lumière et je fais face à deux affiches. Deux clichés de femmes centrés entre cou et genoux, ce qui évite d'être distrait par les visages. La première affiche a pour titre *Au-delà du Kegel* et montre une jeune femme en jupe droite mi-longue croisant ses mains sur son entrejambe. La seconde est une photo en noir et blanc montrant une jeune femme en peignoir anthracite entrouvert. Elle tient un ananas et sa couronne de feuilles piquantes devant son entrejambe. Le texte est lapidaire et descriptif : douleurs vaginales, douleurs pendant le sexe et douleurs pelviennes. Au bas de l'affiche, la mention « On peut vous aider » accompagne le nom et le logo du centre de physiothérapie. Je comprends que la volée d'escaliers n'est pas un frein pour cette clientèle et que peu d'hommes doivent être suivis dans ce centre.

Je suis appelé et rencontre Mathilda, la quarantaine, brune à la peau mate, au caractère trempé et souriante, des atouts qui lui ont sans doute été utiles pour fonder ce centre. Tout de suite après avoir lu ma fiche d'information, elle commence les travaux pratiques.

Sur le sol, elle étale deux feuilles de papier jetable, me demande de me mettre nu. Je garde ma chemise ouverte et me présente face à elle. Je ne suis pas très fier avec mon ventre rond et mon orchiépididymite droite en fin de parcours. Elle me demande de tousser et quelques gouttes atterrissent sur le papier, comme un trapéziste dans son filet. Je ne suis pas très heureux de faire face à mes limites en pleine lumière devant cette thérapeute. Préparé par Claire, notre travailleuse sociale, je me trouve de nouveau en position gynécologique, les deux pattes dans des étriers. Mathilda procède à une inspection détaillée de mon anatomie, un examen physique que les médecins ont délaissé, préférant se retrancher derrière les scanners et les résonances magnétiques. Tout sauf timide, elle tient la base de mon pénis et me demande de pousser, de faire des contractions du sphincter de la vessie en contractant préalablement l'anus pour que mon cerveau distingue bien les deux. L'examen de surface effectué, nous allons à la phase 2, attendue et redoutée. Son doigt ganté et lubrifié s'insère dans mon anus pour aller au plus près du sphincter vésical. Ce dernier étant sur la ligne médiane du corps, je ne comprends pas trop le besoin d'explorer la rive droite puis la rive gauche de ce rectum devenu ces derniers mois une sorte de lieu touristique, digne de la grotte de Lourdes. Après un exercice de contrôle des sphincters avec son doigt comme un major-général révisant ses troupes, la séance se termine et Mathilda me donne des devoirs à faire : des contractions de dix secondes et des contractions-détentes en alternance rapide toutes les deux secondes, vingt fois. Rhabillé, je m'assois devant son bureau où je reprends un peu mes esprits et mon statut de médecin-patient. J'écoute tous ses conseils et la remercie, bien motivé à retrouver un contrôle vésical plus satisfaisant.

Reprenant un peu la main sur la conversation, je lui demande s'il y a beaucoup d'hommes comme moi qui viennent pour leur vessie et quels sont les troubles traités. La réponse est claire : dix pour cent, et son centre est spécialisé dans les vessies hésitantes postaccouchement des femmes qui souhaitent reprendre en main leur plancher pelvien. Au-delà de l'aspect mécanique de ces vessies, elle m'explique que son plus grand intérêt dans ce travail concerne surtout les dyspareunies (de *dys-*, qui exprime la difficulté, et *pareunie,* l'accouplement). Ce terme médical désigne les douleurs ressenties lors d'un rapport sexuel, le plus souvent employé pour les douleurs perçues par les femmes. La dyspareunie peut avoir des causes aussi bien physiques que psychiques. Je comprends l'importance d'une telle pratique où le silence doit être la première barrière à franchir pour trouver des solutions.

Je quitte la salle de consultation et me dirige vers le secrétariat ou plusieurs jeunes femmes dans la trentaine ont elles aussi fini leurs séances. Elles ne semblent pas parler d'allaitement ou de la joie que leur procurent leurs jeunes bébés, et je me sens tout à coup mal à l'aise, comme un homme qui serait par mégarde entré dans les toilettes des femmes.

Je redescends les nombreuses marches de l'escalier pour arriver dans la rue, où un beau soleil me sourit. Je viens de vivre une grande expérience pour un homme dans la soixantaine qui n'avait jamais reçu de soin de physiothérapie.

Les jours suivants, c'est avec le peu d'entrain d'un écolier en vacances que je fais mes devoirs, jouant avec mon sphincter vésical entre deux patients, dans le métro ou dans mon lit. Ma volonté est un peu infléchie par mon urologue, que je croise un jour par hasard dans un couloir de l'hôpital. Il me demande comment je vais et si je travaille à temps plein. Je lui réponds que je vais bien et que je ne compte pas les heures pour rattraper les visites de mes patients en attente. Je lui confie que j'ai des difficultés à contrôler ma vessie à certains efforts et il me rassure en me disant que le processus semble s'améliorer de lui-même et que cela peut prendre trois mois, six mois ou même plus. Je n'ose pas lui dire que je sors d'une séance de physiothérapie spécialisée.

Ce qui m'a le plus marqué ou ému lors de ma première séance de physiothérapie est la réponse thérapeutique à la dyspareunie chez les femmes. Je me demande donc ce qu'il en est pour mon épouse et moi.

Offrir l'érection en souvenir

Charles Trenet chantait :

Que reste-t-il de nos amours
Que reste-t-il de ces beaux jours
Une photo, vieille photo
De ma jeunesse
[…]
Un petit village, un vieux clocher
[…]
Que reste-t-il de tout cela ?

Je voudrais commencer ici par ce vieux clocher. Même si les nerfs reliant la prostate au cerveau parviennent à être préservés lors des chirurgies, les lésions postopératoires conduisent à une réaction inflammatoire au niveau des tissus nerveux et des vaisseaux sanguins de la région. Les corps caverneux (tissus érectiles de la verge) qui en se gorgeant de sang forment l'échafaudage de notre orgueilleux clocher fonctionnent moins, rendant la hauteur de sa flèche plus modeste.

Les médicaments utilisés pour ce que l'on appelle *dysfonction érectile,* nouveau terme plus plaisant que la stigmatisante « impuissance sexuelle », sont ici les bienvenus. Ces fameuses pilules aident à obtenir une érection suffisante pour prendre part à une activité sexuelle. Leur action augmente le flux sanguin à l'intérieur du pénis, dans les deux corps caverneux, chez un homme sexuellement excité.

Les hommes peuvent bénéficier des fameux comprimés bleus en forme de losange qu'est le Viagra (sildenafil) ou jaunes en forme d'amande qu'est le Cialis (tadalafil), mais encore faut-il qu'ils osent en faire la demande auprès de leur médecin, car ce dernier doit vérifier les possibles interactions avec d'autres médicaments ainsi que la fonction cardiaque du courageux volontaire.

Une approche plus radicale pour redonner vie à sa sexualité consiste en une injection que l'on s'administre directement dans le pénis. Ces injections qui représentent un traitement de deuxième ligne s'il y a eu échec des fameuses pilules après une prostatectomie radicale semblent aussi faire des merveilles chez certains hommes en pleine forme, ces aventuriers du sexe qui veulent prolonger et partager leurs ébats dans des exploits qui peuvent durer toute une fin de semaine. C'est un des produits utilisés pour ce que l'on appelle le *chemsex,* autrement dit du sexe sous l'emprise de produits dopants agissant au niveau génital et cérébral.

L'ablation de la prostate n'interdit pas l'éjaculation. Toutefois, les canaux déférents n'aboutissant plus à l'urètre, elle se fera à circuit fermé et donc à sec. Un peu comme si les vannes du canal Lachine, qui relie le lac Saint-Louis au Vieux-Port de Montréal, restaient fermées. Le mécanisme de l'orgasme étant indépendant de celui de la fabrication du sperme, la sensation de plaisir et la sensation d'éjaculation restent possibles, mais elles ressemblent plus à l'explosion d'un pétard mouillé qu'à l'International des Feux Loto-Québec.

Pour ce qui me concerne, ces outils sont restés dans leurs boîtes, le retour au silence des organes me satisfaisant pleinement.

Ces médicaments de soutien semblent la réponse toute faite des médecins au désarroi que provoque la chirurgie sur la vie sexuelle et intime. On parle toujours de la reconstruction mammaire après l'ablation d'un sein, mais seul le silence entoure la perte de l'érection. À qui la faute ? À nous les hommes qui, par pudeur ou honte de perdre l'image de la pénétration dominante, restons cois.

Le mois de novembre est le mois de la prostate, pâle imitation des campagnes pour la lutte contre le cancer du sein. L'ancien maire de la ville de Québec, Régis Labeaume, a été le premier ambassadeur de la campagne de lutte contre le cancer de la prostate appelée *Nœudvembre* et représentée par cet insigne masculin qu'est le nœud papillon. En 2019, il avait révélé au grand jour, dans le journal *Le Soleil,* qu'il avait un cancer de la prostate. Il avait décidé de lancer sa campagne de prévention par un: «Ne faites pas comme moi, les gars!» Un appel direct et viril pour se faire dépister après cinquante ans. Détail intéressant, j'ai remarqué que les associations pour la prévention du cancer du sein sont gérées presque exclusivement par des femmes, alors que celles qui concernent la prostate rassemblent souvent hommes et femmes à parts égales.

À la suite de mon opération, et malgré ces campagnes, je n'ai pas reçu de petit guide sur la façon dont la vie se déroule après les quinze jours postprostatectomie. C'est le grand silence sur notre avenir à court et, hélas, à long terme, à l'exception de quelques brèves informations arrachées au détour d'une conversation. Moi-même, comme médecin, je ne m'étais jamais posé la question sur la qualité de la vie sexuelle de mes patients qui avaient subi cette chirurgie. En filigrane, ce silence persiste parce qu'il est socialement admis que, à l'âge d'être grand-parent, on ne devrait plus avoir de sexualité.

Mes patients sont souvent des éclaireurs sur les grands événements de la vie. Quatre mois avant ma chirurgie, un de mes patients infecté par le VIH était arrivé à la consultation après avoir subi une prostatectomie. En 2022, sa PSA étant élevée pour un homme de cinquante-six ans, je l'avais dirigé vers un urologue et la biopsie avait révélé une forme agressive du cancer de la prostate. Trois mois après sa chirurgie, il avait pris rendez-vous pour me voir. La secrétaire médicale m'avait téléphoné pour me prévenir que ce patient habituellement très agréable était fortement agité, qu'il parlait à tout le monde dans la salle d'attente et que je devais le voir immédiatement. Je l'avais rencontré et il m'avait tout de suite fait part de son agacement devant l'absence d'érection à la suite de la chirurgie. Il ne pouvait et ne voulait plus aborder un éventuel partenaire pour avoir une relation sexuelle. Il se sentait diminué et ne pouvait plus être l'amant qu'il avait été. Je n'avais pas trop su quoi lui dire. Le médecin peut toujours se cacher derrière des phrases toutes faites – « Avec le temps, cela pourrait s'améliorer » ou « Il existe des médicaments qui peuvent aider ». Voulant trouver une réponse ou à tout le moins une voie de sortie face à son agitation inhabituelle, je lui avais dit qu'il pourrait rencontrer une personne plus âgée, moins focalisée sur la performance. Il ne m'avait pas répondu et avait quitté la salle de consultation furieux. Il était revenu deux mois plus tard, offrant un bouquet de fleurs à la secrétaire qu'il avait profondément irritée et lui donnant une carte à mon attention. Sur la carte, on pouvait lire : « Je vous prie de m'excuser auprès de la secrétaire et de vous, Dr Routy, de mon comportement antérieur. Sans oublier qu'avec vous, Dr Routy, c'est la plus longue relation que j'ai eue avec un homme!» Voici comment, en tant que médecin, j'ai brisé ma trop grande ignorance et fait le premier lien entre prostatectomie et sexualité.

Nous sommes six mois plus tard, ce patient revient me voir pour son suivi pour le VIH, et je lui confie à mon tour que j'ai été opéré d'un cancer de la prostate. Un énorme rire nerveux l'assaille, il s'en excuse, me signifiant indirectement que moi aussi, je devrai maintenant partager le même sentiment face à mes érections. C'est moi qui le remercie de m'avoir ouvert la voie et préparé à ce que signifie pour un homme de ne plus avoir d'érections enviables. Nous nous sentons complices et il me dit en partant: «Bienvenue dans le club!»

Comment mieux vivre sa nouvelle sexualité ?

En novembre 2023, invité à faire une tournée de conférences en Chine, je dois passer une nuit à l'aéroport de Vancouver avant de prendre un avion pour Shanghai. J'ai assez de temps pour poser ma valise à l'hôtel et rejoindre Jacquie et Gaby au restaurant Blue Water dans le quartier Gastown du centre historique de Vancouver.

Je ne peux passer dans cette ville sans rencontrer mes deux amies lesbiennes. Tous les trois, nous avions mis sur pied, douze ans auparavant, un programme d'échange d'étudiants en médecine entre la Chine et le Canada avec le soutien du gouvernement fédéral. Mon voyage en Chine me permettra aussi de retrouver tous les médecins qui ont fait un stage à l'Université McGill avec moi avant le *black-out* de ces trois années de COVID-19. Après de joyeuses retrouvailles autour d'huîtres du Pacifique arrosées d'un vin blanc servi frais, le fameux Blue Mountain de la vallée de l'Okanagan, les points forts de nos vies sont mis sur la table. Jacquie a eu, huit ans auparavant, un cancer du sein traité par chirurgie et chimiothérapie qui a précipité son départ à la retraite du centre des essais cliniques sur le VIH à l'hôpital St. Paul de Vancouver. Les nouvelles sont bonnes, aucune évidence de métastases et toutes les deux vivent pleinement ce nouveau temps libre. Le loisir de leur retraite leur offre de belles promenades en forêt ou à vélo dans le magnifique parc Stanley qui borde English Bay où elles habitent. À mon tour de faire le bilan de ces quatre années durant lesquelles nous ne nous sommes pas vus. Après avoir parlé de l'agrandissement de ma famille, de nos amis communs à Montréal et à Pékin, je décide de leur parler de mon aventure de cancer de la prostate. Pas moyen ici de me dérober, je leur annonce le diagnostic et les conséquences mécaniques de la chirurgie. À mon grand étonnement, elles éclatent de rire de façon complice. Se souvenant de leur expérience hétérosexuelle d'adolescentes, elles me déclarent tout de go que, pour une femme, l'érection n'est pas si importante. Il y a bien longtemps que leur sexualité ne nécessite plus l'érection ou ses équivalents mécaniques. Leur réaction a l'effet d'un baume sur mon orgueil masculin. M'ouvrir sur mes faibles performances à ces deux amies lesbiennes est pour moi la meilleure thérapie pour remettre les pendules à l'heure. Rencontrer Gaby et Jacquie, leur parler de mon nouvel état, m'a permis de relativiser l'importance de l'érection et d'apprendre beaucoup sur ce que nous considérons comme des chemins de traverse.

Dans mon effort de reconstruction d'homme sans grande érection, une rencontre inattendue me fait encore cheminer. Je dois me faire enlever un bouton dans le dos qui n'a pas la couleur d'un mélanome malin, mais qui semble douteux. Ma belle-fille Jihane me propose de le faire enlever par un de ses amis chirurgiens à l'Hôpital Santa Cabrini, dans l'est de Montréal. Par une journée de pluie verglaçante de janvier 2024, Gilda me conduit dans cet hôpital communautaire fondé par des Montréalais d'origine italienne. Je me trouve au troisième étage, dans le service de chirurgie mineure. Le nom de ce service vous met d'emblée à l'aise et je montre sans inquiétude ma carte d'assurance maladie à la secrétaire. Sans quitter sa conversation sur son téléphone cellulaire, elle me tend le bracelet que je dois attacher à mon poignet droit. Un bénévole tout dévoué à sa tâche me tend la jaquette, le couvre-visage, les chaussons et la charlotte que je dois porter. Je me déshabille dans une salle de bain dont la porte ne se barre pas. Je prends mes vêtements sous le bras pour les placer avec mon portefeuille et mon téléphone dans un casier qui, lui non plus, ne ferme pas à clé. Le bénévole qui se prénomme Raymond me dit qu'ici il n'y a pas de voleurs, car tout le monde se connaît. Privilège des petits centres hospitaliers. Je me retrouve dans une salle d'attente, nu sous la jaquette avec mon bracelet comme seule preuve d'identité. Dans ce costume, le souvenir du grand jour de la prostate me revient à l'esprit. Je suis cette fois beaucoup plus détendu, car je me trouve dans le service de chirurgie *mineure*. Une femme, la cinquantaine, dans la même tenue que moi, le visage couvert d'un masque et de sa charlotte, s'assoit en face de moi. Pour briser le silence, je lui raconte que la dernière fois que je me suis retrouvé dans cet habit, c'était pour la chirurgie d'un cancer de la prostate, une tout autre ambiance. Elle me demande si cela s'est bien passé et, surtout, si j'ai des séquelles. Après un instant d'hésitation, je lui réponds que tout s'est bien passé, mais que, comme séquelle, je n'ai plus d'érections. Cette liberté et cette intimité de paroles, je les dois à l'incongruité de notre rencontre et par nos visages masqués comme au carnaval de Venise. La pluie verglaçante a paralysé la ville et cette rencontre n'est pas sans me rappeler le film d'Ettore Scola, *Une journée particulière* (1977), où deux personnages – incarnés par Sophia Loren et Marcello Mastroianni – qui ne se connaissent pas, car venant de milieux différents, parlent pendant quelques heures de leur vie en toute intimité. Pour eux, le temps s'est arrêté alors que tous les habitants de Rome acclament la rencontre entre Hitler et Mussolini. Dans cette salle d'attente, nous vivons, cette femme et moi, un moment comparable sous le regard d'une troisième personne, un homme qui s'est joint à nous. Avec une sorte de compassion, la femme me confie que cela n'est pas si grave et que pour beaucoup de femmes, au contraire, cela peut être un soulagement après la cinquantaine. Dans ce moment si particulier, j'ose lui poser la question qui me turlupine depuis des mois : pensez-vous qu'un homme sans érection pourrait rencontrer une femme ? Elle répond sans se désister par l'affirmative. « Peut-être pas à vingt ans, continue-t-elle, mais plus tard, oui, bien sûr, il y a d'autres voies à explorer. » Elle me demande si je suis marié, je lui réponds que oui, depuis quarante et un ans. L'homme qui nous a rejoints dans la salle d'attente semble fasciné par la conversation et se met à me poser des questions très intimes sur ma sexualité antérieure, dont le nombre de fois par semaine où je m'adonnais à cet acte. Après mes réponses un peu hésitantes, il me demande si le Viagra peut aider. Je réponds que la solidité de l'érection est augmentée, mais que, hélas, cela ne change pas l'intensité du flash nerveux généralisé que produisait l'éjaculation d'avant la chirurgie. Cet homme dans la cinquantaine convient avec moi que notre plus grand ennemi, c'est nous-mêmes, les hommes. L'image virile de la combinaison pénétration-éjaculation peut devenir une prison et son importance semble plus relative pour les femmes que nous l'estimons.

Notre conversation complètement surréaliste pour des personnes qui ne se connaissent pas s'interrompt brutalement. L'infirmière m'appelle : mon tour est venu de rencontrer le chirurgien.

Dans le wagon du métro qui me reconduit à mes patients, je me remémore cette conversation insolite ainsi que la discussion avec mes amies de Vancouver et je comprends que je dois accepter ce nouvel état pour une vie conjugale harmonieuse.

Comme l'avait dit le président Ronald Reagan en 1982 lors d'un discours sur les relations soviéto-américaines à la mort de son homologue Léonid Brejnev: «*It takes two to tango.*» Pour parler d'érection et pour que les deux partenaires puissent réinventer l'intimité et la complicité dans le couple, il vaut mieux être deux. La société française d'urologie affiche sur son site Web: «La place de la ou du partenaire est fondamentale pour aider le patient à retrouver un bon équilibre entre toutes les composantes de la sexualité et ne pas mettre l'érection au centre de tout son comportement sexuel.» Le message est clair, je vais devoir appliquer ce conseil pour rebâtir une nouvelle vie intime avec mon épouse, en entretenant le désir, le dialogue, l'imagination, et donc l'érotisme.

Parler aussi ouvertement de ce qui reste de ma sexualité peut être perçu comme de l'exhibitionnisme, mais pour moi, c'est nécessaire pour briser le silence. Je dois à tous les patients infectés par le VIH que j'ai rencontrés tout au long de ma carrière cette ouverture sur le dialogue, sans fioriture, autour des enjeux de la sexualité dans une relation à l'autre. Leurs combats, leurs doutes et leur découragement pour continuer de vivre et tomber amoureux malgré l'infection ont été au cœur de nos relations et des stratégies de prévention. Mon engagement envers eux me donne une certaine habileté à parler simplement de ces enjeux. Je prends conscience aujourd'hui que parler de ses limites ou de ses contraintes n'est pas une mince affaire et ne peut se faire sans le partenaire.

Les voyages forment la jeunesse

Quelques semaines après la chirurgie et mon retour au travail, plusieurs personnes m'ont demandé ce que j'avais appris de la maladie, si j'avais grandi grâce à cette épreuve, si mes yeux s'étaient ouverts à une réalité plus grande.

Je dois avouer que, dans un premier temps, je n'arrivais pas à trouver les mots pour décrire l'idée d'une transformation après ce voyage à travers la maladie. J'allais mieux, je n'avais plus de douleur. Mon premier objectif était de me sentir le plus possible comme avant. Je trouvais surfaite cette attende de transformation positive qui nourrit les rayons des librairies dans la section de développement personnel. Je pensais que notre époque se gargarisait trop du mot *résilience.* Cette force qui marierait résistance et rebond vital ne semblait pas m'avoir traversé de façon évidente. Pourtant, le soutien reçu de ma famille, de mes amis, de mes collègues et de mes patients a été si fort que je me suis senti porté et lié à quelque chose de plus grand que moi.

Les images du film *Avatar,* de James Cameron, me revenaient souvent à l'esprit et, comme Neytiri se connecte aux branches de l'arbre géant pour être en communion avec le réseau neuronal souterrain de Pandora, j'ai pris conscience de la richesse de mon réseau relationnel.

Le changement après une épreuve ou une maladie est un sujet bien dans l'air du temps, une sorte de *Zeitgeist,* source de nombreuses discussions. Le débat se situe au-delà du « Ce qui ne me tue pas me rend plus fort », du philosophe Nietzsche. Pour les psychologues positivistes et autres adeptes de la résilience, cette dernière serait une merveilleuse attitude qui nous permettrait de ressortir grandis des épreuves que nous traversons. Je partage la mise en garde de Naomi Klein contre cette *positivité toxique,* ou cet *optimisme démissionnaire,* qui serait sollicité à outrance (*Stop calling me resilient*). L'essayiste canadienne explique comment, sur le plan individuel, la résilience sert en fait à mieux se remettre en selle afin de pouvoir retrouver au plus vite sa productivité au sein de l'entreprise. Je me sens aussi très proche de son analyse, quand elle écrit que « la résilience ne porte fruit qu'accompagnée d'une reconstitution d'une solidarité et mâtinée d'un travail de recherche de sens ». L'écriture ou l'art serait pour elle un puissant tuteur de résilience, tant pour celui qui s'exprime que pour celui qui reçoit ce que l'œuvre exprime. Cette dépossession oblative de l'écriture serait la source d'une communication entre la personne qui vit un événement majeur et son entourage, se nourrissant du lien social tout en le renforçant. Naomi Klein invite à dépasser l'éloge de la résilience individuelle pour faire naître un puissant appel à la résistance. Cette force qui sous-tend toute situation injuste doit se transformer en action solidaire conduisant à un changement à la fois individuel et collectif.

Voilà ce que j'aurais aimé répondre dans les premiers mois qui ont suivi ma chirurgie. J'ai expérimenté que la confiance et le soutien de mon entourage ont été la force qui m'a permis de me reconstruire et d'avancer vers une vie plus forte, car fragile. À l'inverse, je pense que certaines épreuves peuvent ne rien nous apprendre et même nous anéantir. C'est le cas le plus souvent pour les victimes de violence ou d'agression. Il y a une limite à connaître les raisons du mal, et son combat seul pourra – peut-être – remplacer les velléités d'une réponse.

La vie n'est facile pour aucun de nous et il faut se méfier de ces recettes bon marché, de tous ces guides et gourous qui nous promettent une vie sans souffrances et sans révolte. Chercher la cause ou l'origine du mal est une démarche qui nous habite tous face aux épreuves, mais qui peut aussi être stérile et ne pas apporter le soulagement attendu.

Ma transformation postcancer existe; je l'ai rencontrée plus tardivement que prévu après l'avoir initialement rejetée. J'ai appris que les effets secondaires d'un traitement n'existent pas seulement à court terme, mais qu'ils persistent et font partie de cette nouvelle vie. Mieux expliquer et prévenir ces effets secondaires persistants sont deux éléments qui m'ont certainement rendu meilleur médecin.

L'arrivée de ce cancer alors que je venais de dépasser d'un an l'âge légal de la retraite m'a profondément influencé sans que je l'aie vu venir. Confronté par la maladie, et à mon âge, je me rends compte brutalement qu'un vieux, c'est un jeune homme qui se demande ce qui s'est passé.

Alors que je ne m'étais jamais demandé si je devrais arrêter de travailler, la maladie m'a fait prendre conscience que, peut-être, il serait temps pour moi de ralentir mon activité ou de passer le relais. Je pourrais devenir un retraité ayant surmonté son premier cancer et me consacrer à l'art d'être grand-père avec mes sept petits-enfants. J'ai ainsi un chemin de senior tout tracé.

Fin 2023, lors d'un séjour à Paris pour une conférence, je suis invité à un dîner par une amie de jeunesse, Fabienne, en compagnie d'autres amis de la même époque, dans le 17e arrondissement, pas loin de l'Arc de triomphe. Je les avais connus dans le sud de la France. Ils sont maintenant tous parisiens et prendront tous leur retraite au début de 2024. Je les entends parler d'abandonner leur belle carrière pour faire ce qu'ils n'ont jamais eu le temps d'accomplir. Tous paraissent fiers de cette nouvelle situation et m'affirment qu'il faut en profiter pendant qu'il est encore temps. Ils envisagent de faire de grands voyages, de suivre des cours d'histoire de l'art au musée du Louvre ou de se remettre au latin. Je me rends compte que leurs plans de retraite ne me séduisent pas du tout. Je me sens tout à coup loin d'eux. Cette conversation m'ébranle, car je connais peu de collègues au Québec qui ont décidé de prendre leur retraite. Moi-même, j'ai l'impression d'avoir encore de nombreuses choses à accomplir. Pourquoi alors quitter ce beau métier qui m'apporte tant et me permet de dialoguer avec d'autres chercheurs à travers le monde ? D'autant plus que, au Québec, la moyenne d'âge des médecins spécialistes qui prennent leur retraite est de soixante-treize ans.

Malgré tout, je sais que je ne peux continuer mon travail comme si rien n'avait changé. Ce serait de l'aveuglement. J'ai l'impression, après congé forcé, de bénéficier de temps supplémentaire, d'un bonus. Un moment choisi auquel je donne une tout autre valeur maintenant en me tournant vers l'écriture. Je veux prendre le temps de penser mon quotidien de soignant et de transformer mon expérience en récit. Le temps de la transmission est venu, l'opportunité de redonner tout ce que j'ai appris et vécu. J'éprouve aujourd'hui le besoin de rendre mémoire de ce qu'a été la médecine dans les années 1980, de dire les hauts et les bas, les espoirs et les déconvenues d'un médecin oncologue. Cette traversée de la maladie m'a fait prendre conscience de la fragilité de l'existence, de la fatalité du vieillissement et de l'importance à donner du sens aux relations interpersonnelles.

L'écriture de soi

Cette mésaventure médicale a fait naître en moi la nécessité d'écrire et de me mettre une fois de plus à nu, au sens figuré cette fois. Mais cette transcription d'un voyage à travers la maladie et sa convalescence est-elle si singulière qu'elle mérite que je la partage ? Suis-je le premier homme à marcher vers des questions qui sont plus à vivre qu'à élucider ? La solitude de l'écriture me permet de surmonter la gêne de parler de moi, de ne pas penser au regard des autres et à tout ce qui a pu être rédigé auparavant. Parler de soi est devenu une mode et l'individu veut être au centre de tout.

L'idée de ce livre s'est imposée à moi en Écosse, à Glasgow, dans une chambre d'hôtel alors que je participais à un congrès sur le VIH/sida. Je devais y faire une présentation le dernier jour, mais j'avais aussi à préparer des documents importants pour moi. Je voulais concourir pour un prix pouvant couronner ma carrière et j'avais besoin pour cela de deux lettres de recommandation. Pour faciliter la rédaction de ces lettres par deux éminentes personnes que j'avais choisies, je devais en préparer une ébauche. J'ai donc rédigé deux lettres fort différentes pour les deux personnes qui allaient parrainer ma candidature. Parler de soi, de l'ensemble de sa carrière et de sa contribution pour la communauté en une page et demie n'est pas facile et ce l'est d'autant moins s'il faut adopter deux tons de voix différents. Emporté dans le récit de moi-même par moi-même, je n'ai pas quitté la chambre et j'ai allègrement sauté le repas de midi ainsi qu'une part importante du congrès. Comme l'écrivain portugais Fernando Pessoa, j'avais avec ces deux lettres fait comme si elles avaient été rédigées par deux personnes différentes. Je venais de découvrir le concept d'hétéronymie, qui est le fait d'écrire non pas sous un pseudonyme, mais comme si l'on était quelqu'un d'autre, avec une personnalité différente, un style différent. Cette idée d'écrire sur soi tout en étant à côté de soi m'a fasciné. Pessoa a cette très belle formule: «*Je* est toujours dans la pièce d'à côté.» Ici, le *je* n'est ni trop haut, ni trop bas, ni trop loin, mais toujours à distance, écoutant sans voir, forçant à imaginer la scène avec le détachement d'un entomologiste.

Le plaisir que j'avais eu à rédiger ces deux lettres m'a poussé à aller plus loin dans mon désir d'écrire et je m'en suis ouvert à une amie, Catherine Mavrikakis, écrivaine et professeure de littérature à l'Université de Montréal. Puisque j'affrontais au même moment cet «imprévu prostatique», le thème s'est imposé de lui-même: le médecin oncologue qui développe un cancer d'un organe masculin peu visible. Ce texte sur mon nouveau statut de malade pourrait certainement m'aider à dépasser ma condition, comme un papillon qui s'échapperait de sa chrysalide. Il aurait pour mission de lever le voile du silence sur la vulnérabilité de l'homme privé de sa prostate et de son érection. Pour aider au succès d'une telle entreprise, Catherine me confia à deux de ses étudiants postdoctorants : Karine et Hugo. Tous deux allaient m'aider à collecter les idées qui formeraient les briques de ce récit. Nos échanges ont eu lieu par téléphone, visioconférences ou au cours de rencontres auxquelles j'assistais de mon lit, de mon fauteuil, puis de ma chaise.

Même si j'ai publié un nombre important de travaux scientifiques dans des articles de journaux et des chapitres de livres, je pressentais que l'aventure dans laquelle je me lançais n'était pas du même ordre. Écrire ce livre allait me permettre d'ouvrir une fenêtre sur le monde des émotions que le texte scientifique rabroue. Dans un article scientifique, chaque affirmation, chaque commentaire doit être étayé par une publication mise en référence, et les émotions ne semblent induire que des biais cognitifs. Cette rigueur très justifiée me fait penser à un singe agile qui passerait de branche en branche pour se déplacer. La littérature, ou du moins l'écriture de soi, impose une solitude – un *savoir être loin* – pour créer une œuvre tirée de sa propre nécessité et qui, surtout, pourrait n'aboutir à rien. René Char, dans *Les Matinaux*, l'exprime si bien : « Impose ta chance, serre ton bonheur, et va vers ton risque. »

Ce cheminement à travers moi-même m'aura libéré du déterminisme biologique du cancer pour m'offrir la liberté d'interpréter, de commenter *par le côté* la rencontre de mon avenir. Il a trouvé sa limite pendant les jours sombres durant lesquels mon univers se limitait aux contingences du manger, du boire et du ne-plus-avoir-mal. Pendant ces jours de réduction de mon champ de conscience, j'ai songé à la phrase de Marguerite Yourcenar dans les *Mémoires d'Hadrien* : « Il me paraît qu'elle [l'existence] n'a plus rien à m'offrir : je ne suis pas sûr de n'avoir plus rien à en apprendre. » Je n'ai pas atteint ce niveau de souffrance, de désespérance, pour répondre à cette interrogation qui me turlupine : peut-on apprendre alors que la vie n'a plus de sens ? Je songe parfois à le demander à un mourant ou à un candidat à l'aide médicale à mourir. Je rêve que la joie d'apprendre puisse transcender le sens des choses et être mon dernier espoir humain.

Plus tard, la convalescence m'a semblé une période féconde, me permettant de faire face au tragique avec un certain détachement, avec humour. C'est plus facile quand une amélioration se pointe à l'horizon.

L'expérience m'a permis de regarder ma vie droit dans les yeux, d'apprendre à mieux travailler l'art d'aimer et d'être aimé. Toutefois, comme dans chaque épreuve, même avec le meilleur soutien, familial, professionnel ou médical, il y a toujours l'incontournable de la solitude, du silence, du temps que l'on considère vide et, surtout, l'émergence de l'inconnu.

À l'inverse des articles scientifiques où la conclusion doit être en harmonie avec les données présentées, pour ce récit, j'aimerais ne pas conclure sur ces dix mois d'imprévus. Je préfère rendre hommage à la troublante beauté de l'inachèvement. Comme la statue des six Prisonniers (*prigioni*) de Michel-Ange qui semblent vouloir sortir du marbre pour échapper à leur état d'ébauche, pour enfin vivre libres. Ce *non finito*, initié malgré lui par Michel-Ange, a été repris comme un principe de création par Rodin, au XIXe siècle, qui l'emploie délibérément pour exacerber la force de création, le passage de la pierre à la vie, du minéral à l'art. Une des plus belles illustrations en est la statue de marbre blanc, *La Convalescente*, avec laquelle il réussit à représenter le corps organique dans la minéralité, dans un espace d'indécision. La question du destin de cette jeune fille s'impose à nous : est-elle en train d'émerger de sa maladie ou d'y faire naufrage ? C'est à cette *convalescente* que je me suis identifié, avec le ferme espoir d'une vie nouvelle que me donne le niveau bas de ma PSA. Toutefois, la traversée n'est pas achevée, et la présence de PSA indique une persistance du mal. Mon statut est dorénavant celui d'un médecin qui va devoir vivre avec sa maladie.

Même si, comme le dit Milan Kundera, « l'optimisme est l'opium du genre humain » et que la désillusion peut être libératrice, je reste confiant face à cet avenir qui s'ouvre à moi entre maladie, médecine et écriture.

Cet avenir, je le conçois à la manière d'un orfèvre du kintsugi, cette technique japonaise ancestrale qui consiste à réparer les vases cassés avec de l'or. Les marques laissées par l'or sont comme des cicatrices qui sont magnifiées et transformées en quelque chose de nouveau qui acquiert ainsi une valeur plus précieuse. Le kintsugi a souvent été utilisé comme métaphore de l'art de réparer ses blessures, et ce texte tente d'en être une illustration.

Références sur l'histoire, le dépistage et les traitements du cancer de la prostate

ANDREASSON, J., JOHANSSON, T. (19 février 2024). "The Cultural History of the Prostate", *Prostate Cancer, Sexual Health, and Ageing Masculinities*, Palgrave Macmillan, Cham, pp 15-30. https://doi.org/10.1007/978-3-031-53039-5_2

DOUCET, Lise. *Cancer de la prostate: les généralités,* https://www.ciusss-capitalenationale.gouv.qc.ca/sites/d8/files/docs/ProfSante/MissionUniversitaire/CEVQ/cevq_le_cancer_de_la_prostate_les_generalites.pdf

MARX F.J., KARENBERG A. "History of the term prostate", *The Prostate*, 1er février 2009, vol. 69(2). https://doi.org/10.1002/pros.20871

MOOG FP, KARENBERG A, MOLL F. "The catheter and its use in late antiquity and the early middle ages", *The Journal Of Urology*, août 2005, vol. 174(2) pp. 439-441. https://doi.org/10.1097/01.ju.0000165388.71483.fb

Une approche innovante pour détecter le cancer de la prostate, Centre intégré universitaire de santé et de services sociaux de l'Estrie - Centre hospitalier universitaire de Sherbrooke,

14 novembre 2023, https://www.santeestrie.qc.ca/nouvelle/une-approche-innovante-pour-detecter-le-cancer-de-la-prostate-1

A new hope for men with metastatic prostate cancer, (23 avril 2024), Research Institute of the McGill University Health Centre, https://healthenews.mcgill.ca/a-new-hope-for-men-with-metastatic-prostate-cancer/

Société canadienne du cancer, *Sexualité, intimité et cancer*, janvier 2024, https://cancer.ca/fr/cancer-information/resources/publications/sex-intimacy-and-cancer

Symptômes du cancer de la prostate, février 2021, https://cancer.ca/fr/cancer-information/cancer-types/prostate/signs-and-symptoms

ZORN, Fritz. *Mars*, Gallimard, coll. Du monde entier, 1979, nouvelle ed. 2023.

Quelques ressources

Le Centre du cancer des Cèdres (CUSM) :
https://www.cedars.ca/impact/centre-du-cancer-des-cedres

La Fondation du Centre universitaire de santé McGill :
https://fondationcusm.com/fondation

PROCURE : https://www.procure.ca/en/home/

Société canadienne du cancer : https://cancer.ca

Centre intégré de cancérologie (CICC) :
https://www.chumontreal.qc.ca/repertoire/centre-integre-cancerologie-cicc

La Fondation du CUSM soutient le Centre universitaire de santé McGill (CUSM), un hôpital et centre de recherche de renommée mondiale qui compte certains des meilleurs oncologues au Canada, et ceux-ci ont un plan pour éradiquer le cancer en tant que maladie mortelle. La Fondation du CUSM a déjà amassé des dizaines de millions de dollars pour les soutenir dans leurs innovations et leurs percées en oncologie de précision, le facteur décisif qui garantira à chaque patient le bon traitement au bon moment.

Chaque dollar versé à la Fondation du CUSM assure que ses chercheurs en oncologie disposent de toutes les ressources nécessaires pour cibler et détruire le cancer à sa source. Leur plan est de le détecter tôt, d'en comprendre l'origine génétique, de découvrir ses faiblesses et d'empêcher qu'il ne prenne des vies.

Le Dr Jean-Pierre Routy et Flammarion Québec verseront chacun 1 $ par livre vendu pour soutenir la mission de la Fondation du CUSM visant à mettre fin au cancer en tant que maladie mortelle.

Pour soutenir la Fondation du CUSM et la recherche sur le cancer : https://bit.ly/DrRouty